PHÒNG VÀ ĐIỀU TRỊ BỆNH THALASSEMIA

地中海贫血防治

（中越双语）
（Song ngữ Trung - Việt）

广西出生缺陷临床医学研究中心
Trung tâm nghiên cứu y học lâm sàng khuyết tật bẩm sinh Quảng Tây
广西壮族自治区妇幼保健院
Bệnh viện Bảo vệ sức khỏe Bà mẹ và Trẻ em khu tự trị dân tộc Choang Quảng Tây
广西出生缺陷预防控制研究所
Viện phòng chống khuyết tật bẩm sinh Quảng Tây

编　著
Biên tập

广西科学技术出版社
Nhà xuất bản Khoa học và Kỹ thuật Quảng Tây
· 南宁 ·
Nam Ninh

图书在版编目（CIP）数据

地中海贫血防治：汉越双语 / 广西出生缺陷临床医学研究中心，广西壮族自治区妇幼保健院，广西出生缺陷预防控制研究所编著 .-- 南宁：广西科学技术出版社，2025.5. -- ISBN 978-7-5551-2287-6

Ⅰ.R556.6

中国国家版本馆 CIP 数据核字第 20247N6X17 号

DIZHONGHAI PINXUE FANGZHI（ZHONG-YUE SHUANGYU）

地中海贫血防治（中越双语）

广西出生缺陷临床医学研究中心
广西壮族自治区妇幼保健院　　编著
广西出生缺陷预防控制研究所

责任编辑：罗　凤	封面设计：黄　洁
责任印制：陆　弟	责任校对：方振发
版式设计：林　蕊	越南文校对：卢锦缨　谢海燕
越南文审读：侯尚宏	

出　版　人：岑　刚	出版发行：广西科学技术出版社
社　　　址：广西南宁市东葛路 66 号	邮政编码：530023
网　　　址：http://www.gxkjs.com	编辑部电话：0771-5880461

印　　　刷：广西民族印刷包装集团有限公司	
开　　　本：889mm×1240mm　1/32	
字　　　数：75	印　　张：3.875
版　　　次：2025 年 5 月第 1 版	印　　次：2025 年 5 月第 1 次印刷
书　　　号：ISBN 978-7-5551-2287-6	
定　　　价：39.80 元	

本书编委会
BAN BIÊN TẬP

主编：何升

Tổng biên tập: Hà Thăng

副主编：陈碧艳、杜娟

Phó tổng biên tập: Trần Bích Diễm, Đỗ Quyên

参编人员：韦慧、梁丽芳、黄秀宁、韦洁、许涓涓、付华钰、
王林琳、李娇、潘平山、丘小霞

Đồng biên tập: Vi Tuệ，Lương Lệ Phương，Hoàng Tú Ninh，

Vi Khiết，Hứa Quyên Quyên，Phó Hoa Ngọc，

Vương Lâm Lâm，Lý Kiều，Phan Bình Sơn，

Khâu Tiểu Hà

翻译：邓氏琼花

Phiên dịch: Đặng Thị Quỳnh Hoa

鸣谢

CẢM ƠN

国家卫生健康委员会

Ủy ban Y tế và Sức khỏe quốc gia

广西壮族自治区卫生健康委员会

Ủy ban Y tế và Sức khỏe Khu Tự trị Dân tộc Choang Quảng Tây

广西壮族自治区科学技术厅

Sở Khoa học và Kỹ thuật Khu Tự trị Dân tộc Choang Quảng Tây

前　言

　　"地中海贫血"简称"地贫"，是世界上最常见的一种遗传性血液病，最早在地中海沿岸国家发现，因而以此命名。这种疾病在全球广泛分布，特别是地中海沿岸、中东、东南亚国家和地区，以及我国长江以南各省（自治区），包括广东、广西、海南等地。

　　广西是我国地贫高发的地区之一，全区人口5743万人，人群地贫基因携带率在20%以上。2010年，广西壮族自治区政府在全国率先启动了《广西地中海贫血防治计划》，实施"基于妇幼公共卫生网络开展地贫防治综合策略"，对新婚夫妇和孕期夫妇进行系统的大规模人群地贫基因携带者筛查，对高风险夫妇进行地贫产前诊断。2019年，在巩固第一周期地贫防控效果的基础上，广西实施第二周期的地中海贫血防治计划，努力降低广西出生缺陷、重型地贫胎儿出生率，提高广西出生人口素质。

　　为确保《广西地中海贫血防治计划》的进一步顺利实施，广西妇幼保健院作为广西地中海贫血科普教育基地，组织专家编写了本书，以提高广大人民群众，尤其是青少年和育龄人群地贫防治知识知晓率和认识度。本书围绕地中海贫血健康教育科普知识这一主题，重点从地贫的基本知识、预防治疗、政策扶持、孕育事宜等方面做了详细的介绍，全书通俗易懂，图文并茂，适合青少年、健康从业者及其他大众阅读使用。

　　由于编者水平有限，经验不足，时间仓促，书中难免会有些错误和疏漏之处，竭诚欢迎广大读者提出宝贵意见，使本书不断改进、不断完善。

Lời tựa

"Thiếu máu Địa Trung Hải", hay gọi là "thalassemia" hoặc "tan máu bẩm sinh", là một loại bệnh di truyền về máu phổ biến nhất trên thế giới. Bệnh được phát hiện sớm nhất ở các quốc gia ven Địa Trung Hải, do vậy nó được đặt tên là "thiếu máu Địa Trung Hải". Căn bệnh này phân bố rộng rãi trên khắp thế giới, đặc biệt là các nước ven Địa Trung Hải, Trung Đông, Đông Nam Á và các tỉnh (vùng) phía nam sông Dương Tử (Trung Quốc), bao gồm Quảng Đông, Quảng Tây, Hải Nam .v.v..

Quảng Tây là một trong những địa phương có tỷ lệ mắc thalassemia cao ở Trung Quốc, trong 57,43 triệu người dân Quảng Tây, tỷ lệ mang gen thalassemia lên tới trên 20%. Năm 2010, chính quyền Khu tự trị dân tộc Choang Quảng Tây đã đi đầu cả nước trong việc triển khai "Kế hoạch phòng chống và kiểm soát bệnh thalassemia Quảng Tây"; thực hiện "chiến lược toàn diện phòng ngừa và kiểm soát bệnh thalassemia dựa trên mạng lưới y tế công cộng bà mẹ và trẻ em"; thực hiện sàng lọc gen bệnh thalassemia quy mô lớn cho nhóm các cặp vợ chồng mới cưới, các cặp vợ chồng đang mang thai một cách có hệ thống và chẩn đoán trước sinh bệnh thalassemia cho các cặp vợ chồng có nguy cơ mắc bệnh cao. Năm 2019, trên cơ sở củng cố hiệu quả của công tác phòng chống bệnh thalassemia giai đoạn 1, Quảng Tây đã triển khai kế hoạch phòng chống bệnh thalassemia giai đoạn 2, phấn đấu giảm tỷ lệ trẻ dị tật bẩm sinh và trẻ bị bệnh thalassemia thể nặng, cũng như cải thiện chất lượng dân số ở Quảng Tây.

Để đảm bảo thực hiện "Kế hoạch phòng ngừa và kiểm soát bệnh Thalassemia Quảng Tây" một cách thuận lợi, với tư cách là đơn vị chủ trì về công tác giáo dục phổ biến kiến thức khoa học về bệnh Thalassemia tại Quảng Tây, Bệnh viện Bảo vệ Sức khỏe Bà mẹ và Trẻ em Quảng Tây đã tổ chức biên soạn cuốn sách này nhằm cải thiện, nâng cao nhận thức của người dân, đặc biệt là thanh thiếu niên và nhóm người trong độ tuổi sinh đẻ về bệnh thalassemia. Cuốn sách này tập trung vào chủ đề phổ biến kiến thức khoa học về sức khỏe và bệnh thalassemia. Tập trung vào các nội dung kiến thức cơ bản về bệnh thalassemia, cách phòng và điều trị, các chính sách hỗ trợ và các vấn đề khi mang thai, v.v.. Sách có nội dung dễ hiểu, hình ảnh phong phú, thích hợp cho thanh thiếu niên, người dân và những người làm công tác chăm sóc sức khỏe đọc và sử dụng.

Do trình độ, kinh nghiệm và thời gian biên tập còn hạn chế, nên cuốn sách không tránh khỏi tồn tại một số thiếu sót. Chúng tôi chân thành cảm ơn và hoan nghênh độc giả có những ý kiến đóng góp quý báu để cuốn sách này được hoàn thiện hơn. Trân trọng cảm ơn!

第一章

你了解地贫吗

No.1 了解地贫 ……………………………… 2

No.2 我们的血液组成 ………………………… 3

No.3 认识血红蛋白 …………………………… 5

No.4 什么是贫血 ……………………………… 6

No.5 了解地贫遗传学 ………………………… 7

No.6 地贫离我们很遥远吗 …………………… 9

No.7 为何广西是地贫的高发区 …………… 10

No.8 地贫的发病原因 ……………………… 11

No.9 地贫有哪些分类 ……………………… 12

No.10 地贫的遗传规律 …………………… 19

No.11 地贫和其他常见贫血的区别 ……… 21

No.12 地贫是不是很可怕 ………………… 23

No.13 关于重型地贫患儿的答疑 ………… 24

第二章

如何防治地贫

No.1 什么是地贫初筛试验 ……………… 28

No.2 认识地贫基因诊断和产前诊断 …… 30

No.3 什么是植入前诊断 ·············· **35**

No.4 广西地贫筛查和诊断流程 ·········· **36**

No.5 重型 β 地贫患者如何治疗 ·········· **37**

第三章

地贫的扶持政策

No.1 广西壮族自治区地贫防控服务机构 ········· **40**

No.2 迅速了解地贫的途径 ·············· **41**

No.3 政府对地贫防控的政策支持 ·········· **42**

No.4 地贫遗传咨询中的伦理原则 ·········· **44**

第四章

地贫患者孕育事宜

No.1 婚检时检查出地贫严重吗 ·········· **46**

No.2 孩子查出地贫怎么办 ·············· **47**

No.3 贫血对孕妇及胎儿的危害 ·········· **48**

No.4 孕妇地贫患者 ················· **50**

No.5 孕妇地贫患者如何补铁 ············ **52**

No.6 地贫改善计划 ················· **54**

Mục lục

CHƯƠNG I
BẠN BIẾT GÌ VỀ BỆNH THALASSEMIA

No.1 Tìm hiểu về bệnh Thalassemia 58

No.2 Cấu tạo của máu 59

No.3 Hiểu về huyết sắc tố (Hemoglobin) 61

No.4 Thiếu máu là gì 62

No.5 Tìm hiểu về di truyền học của bệnh thalassemia 63

No.6 Bệnh thalassemia có xa lạ với chúng ta không 65

No.7 Tại sao Quảng Tây là vùng có tỷ lệ mắc bệnh thalassemia cao

.... 66

No.8 Nguyên nhân gây bệnh thalassemia 67

No.9 Thalassemia được chia thành những loại nào 68

No.10 Quy luật di truyền của bệnh thalassemia 75

No.11 Sự khác biệt giữa thalassemia và các bệnh thiếu máu thông gặp

khác 77

No. 12 Bệnh thalassemia có đáng sợ 79

No.13 Hỏi đáp về trẻ em mắc bệnh thalassemia thể năng 80

CHƯƠNG II
CÁCH PHÒNG NGỪA VÀ ĐIỀU TRỊ BỆNH THALASSEMIA

No.1 Xét nghiệm sàng lọc sơ bộ bệnh thalassemia là gì 84

No.2 Tìm hiểu về chẩn đoán gen bệnh thalassemia và chẩn đoán trước

sinh 86

No. 3 Chẩn đoán tiền cấy phôi là gì 91

No.4 Quy trình sàng lọc và chẩn đoán Thalassemia ở Quảng Tây… **92**

No. 5 Điều trị cho người bệnh thalassemia thể nặng như thế nào … **93**

CHƯƠNG III
CHÍNH SÁCH HỖ TRỢ PHÒNG CHỐNG BỆNH THALASSEMIA

No.1 Đơn vị phòng chống bệnh thalassemia tại Quảng Tây ……… **96**

No.2 Cách nhận biết nhanh bệnh thalassemia …………………… **97**

No.3 Chính sách hỗ trợ của Quảng Tây về phòng ngừa và kiểm soát

bệnh thalassemia ………………………………………… **98**

No.4 Nguyên tắc đạo đức trong tư vấn di truyền bệnh Thalassemia

………………………………………………………… **100**

CHƯƠNG IV
NHỮNG ĐIỀU CẦN BIẾT KHI MANG THAI ĐỐI VỚI BỆNH NHÂN THALASSEMIA

No.1 Khám tiền hôn nhân phát hiện mắc bệnh Thalassemia có nguy

hiểm không…………………………………………………… **102**

No. 2 Phải làm gì nếu con bạn bị chẩn đoán mắc thalassemia … **103**

No. 3 Tác hại của thiếu máu đối với phụ nữ mang thai và trẻ em

………………………………………………………… **104**

No. 4 Thai phụ mắc bệnh thalassemia ………………… **106**

No. 5 Cách bổ sung sắt cho bệnh nhân thalassemia khi mang thai

………………………………………………………… **108**

No. 6 Kế hoạch cải thiện bệnh thalassemia ………………… **110**

第一章

你了解地贫吗

No.1 了解地贫

英文释义

地中海贫血（以下均简称"地贫"）是世界上最常见的一种遗传性血液病。它的英文"thalassemia"来源于希腊文。

thalassemia=thalassa + anaemia
　　　　　　（海）　（少血/无血）

小贴士

这种疾病在全球广泛分布，特别是地中海沿岸、中东、东南亚国家以及我国长江以南各省（自治区），包括广东、广西、海南等地。每年全球约有20万名严重地贫的婴儿诞生。要了解地贫，你需要知道一些正常血液和贫血的知识。

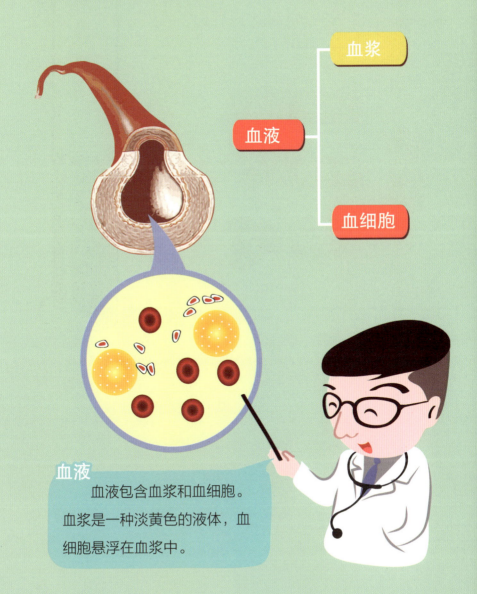

血浆

血液

血细胞

血液
　　血液包含血浆和血细胞。血浆是一种淡黄色的液体，血细胞悬浮在血浆中。

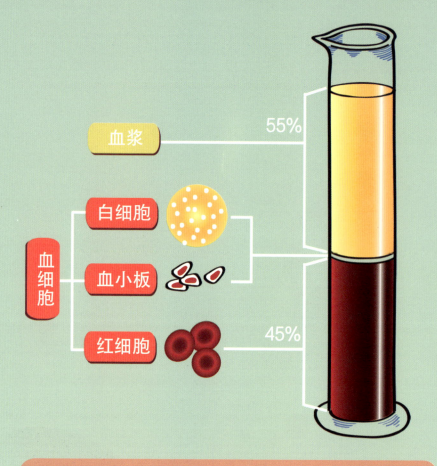

血浆 55%

白细胞

血细胞 — 血小板

红细胞 45%

每一种血细胞都有独特的功能，共同维持人体机能的正常运转。

小贴士

　　红细胞的主要功能是运输氧气给组织和重要脏器。红细胞由红骨髓持续制造，并不断释放到血液中。红细胞的寿命只有120天，它们在脾脏内被破坏掉。

红细胞充满了红色的血红蛋白，这使得血液看起来是红色的。血红蛋白由珠蛋白和血红素组成。血红蛋白的主要功能就是运输氧气和二氧化碳。

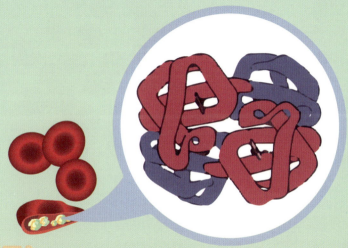

珠蛋白

珠蛋白由 α 链和非 α 链（如 β 链、γ 链或 δ 链）组成。α 链和 β 链组成 HbA（血红蛋白 A），HbA 是成人最主要的血红蛋白，占97% 以上。从妊娠到出生的阶段，α 链也可以和其他链组成不同的血红蛋白。正常人的 α 链和非 α 链数量是相等的，如果 α 链和非 α 链的数量不平衡，出现 α 链相对过多，或非 α 链相对过多，就会造成地贫。

No.4 什么是贫血

所谓贫血，就是红细胞数量减少或血红蛋白含量下降。

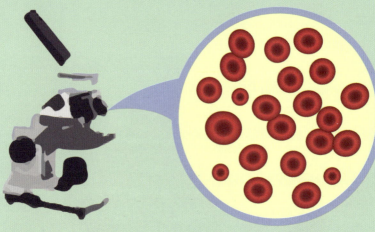

正常红细胞

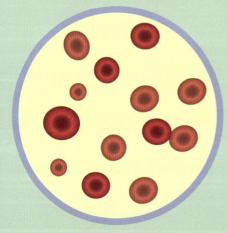

地贫的红细胞

小贴士

轻微的贫血并不会对身体造成影响，且一般人也不会注意到它，但严重的贫血会使身体的组织得不到足够的氧，因而生病。

地贫是常染色体隐性遗传病，单个珠蛋白等位基因的突变不会导致个体出现临床症状，只有突变基因的纯合子才会发病。子女患病概率均等。

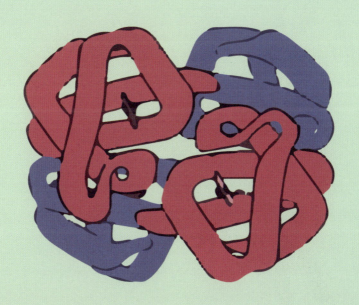

α 链

α链的编码基因缺陷，会使α链产量降低或完全没有，导致α地贫。

血红蛋白

　　成人的血红蛋白主要包含 α 链与 β 链。它们的制造、合成都是由特定的染色体上的基因所调控。这些基因各自负责制造等量的 α 链与非 α 链（β 链、γ 链或 δ 链）。

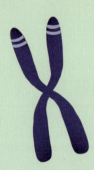

16号染色体

　　每条 16 号染色体各有 2 个 α 珠蛋白基因，一对 16 号染色体共有 4 个 α 珠蛋白基因。

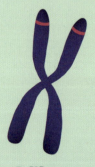

11号染色体

　　每条 11 号染色体上有 1 个 β 珠蛋白基因，一对 11 号染色体上有 2 个 β 珠蛋白基因。

β 链

　　β 链的编码基因缺陷，会使 β 链产量降低或完全没有，导致 β 地贫。

地贫地区

地贫是全球广为流传的遗传性溶血性疾病，全世界至少有3.45亿人携带地贫的致病基因，包括以下地区：

中国南方及东南亚地区	印度次大陆	地中海地区	中东	北非	太平洋地区

我国长江以南的广大地域为地贫的高发区，尤以广西、广东、海南高发。而如今人口流动频繁，这增加了地贫的患者概率，地贫已不再是某些地区的疾病。

疾病地区

全球地贫高发区大多在热带和亚热带地区，这些原来都是疟疾高发的区域。人类在进化过程中，为抵御疟疾，某些基因发生了变异，导致地贫的产生。

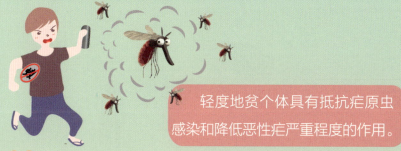

轻度地贫个体具有抵抗疟原虫感染和降低恶性疟严重程度的作用。

小贴士

最近的调查资料发现，全球大约有7%的人口带有血红蛋白的变异基因。

9

　　地贫高发于热带和亚热带疟疾地区。广西位于华南地区，属亚热带季风气候区，据历史记载一直属于疟疾的流行区域。广西地贫基因携带率高达20%～25%。根据不完全统计，100个广西人就有15个α地贫和5个β地贫基因携带者。地贫基因携带者一般无临床症状，所以有时候他们自己也不知道自己是地贫携带者。

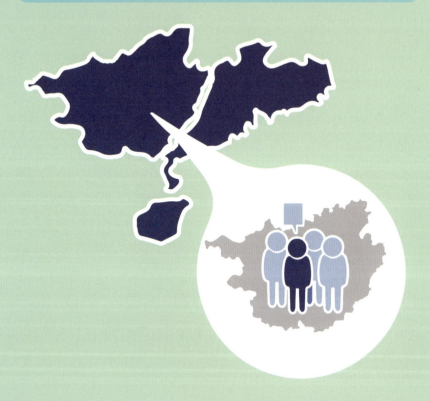

No.8 地贫的发病原因

基因

珠蛋白基因缺陷。

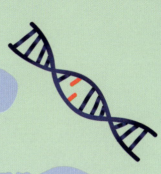

珠蛋白肽链

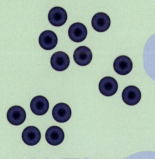

血红蛋白中的珠蛋白肽链有一种或几种合成减少或不能合成。

血红蛋白

导致正常血红蛋白合成不足。

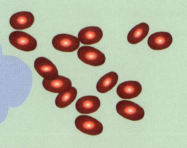

小贴士

这种血红蛋白含量减少的红细胞特性改变，通过脾脏时容易被破坏，导致红细胞寿命缩短，继而发生贫血症状。

11

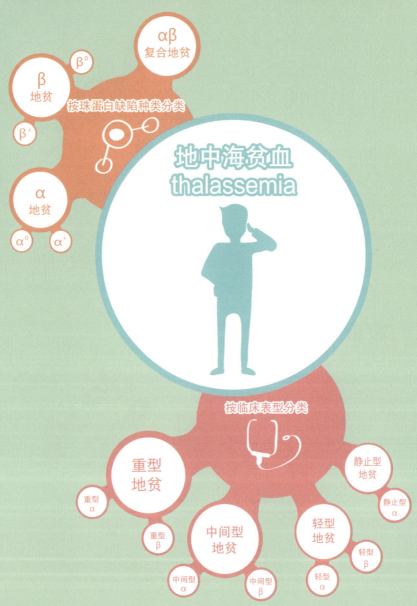

αβ
复合地贫

β⁰

β
地贫

按珠蛋白缺陷种类分类

β⁺

α
地贫

α⁰　α⁺

地中海贫血
thalassemia

按临床表型分类

重型
地贫

重型
α

重型
β

中间型
地贫

中间型
α

中间型
β

轻型
地贫

轻型
β

轻型
α

静止型
地贫

静止型
α

12

α 地中海贫血

大多数是由于 α 珠蛋白基因的缺失所致，少数由基因点突变造成。

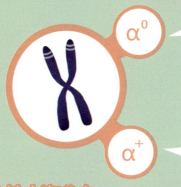

若同一条染色体上的两个 α 基因均缺失或突变，α 基因功能完全丧失，称为 $α^0$ 地贫。

若仅是一条染色体上的一个 α 基因缺失或突变，α 基因功能部分保留，称为 $α^+$ 地贫。

β 地中海贫血

主要是由于基因点突变，少数为基因缺失。

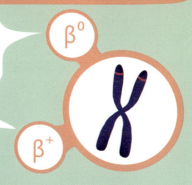

β 珠蛋白链完全不合成。

β 珠蛋白链部分合成。

小贴士

α 地贫可以与 β 地贫同时存在于一个人身上，这种情况医学上叫 αβ 复合型地贫。部分 αβ 复合型地贫患者贫血症状在一定程度上会减轻。αβ 复合型地贫需要进行基因检测才知道。

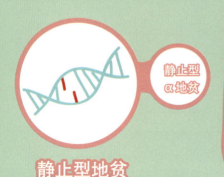

静止型 α 地贫

静止型 α 地贫，仅有一个 α 基因缺失或突变，医学上称为 α^+ 地贫杂合子，α 链的合成略为减少，患者是无症状基因携带者。红细胞形态正常，只能通过特殊的检查——基因分析才能诊断出来。

静止型地贫

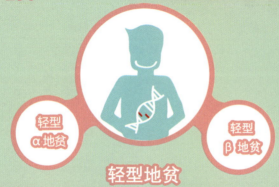

轻型地贫

轻型 α 地贫

可表现为有两个 α 基因缺失或突变，缺陷的 α 基因在一条染色体上，医学上称为 α^0 地贫杂合子；或缺陷的 α 基因在不同染色体上，称为 α^+ 纯合子。患者无症状，红细胞形态有轻度改变。

轻型 β 地贫

β^0 或 β^+ 地贫的杂合子状态，主要是由于 β 珠蛋白的基因点突变或缺失，β 链的合成仅轻度减少，患者无症状或轻度贫血，是无症状基因携带者。本病易被忽略，多在重型患者被确诊后，再调查其家族其他成员时被发现。

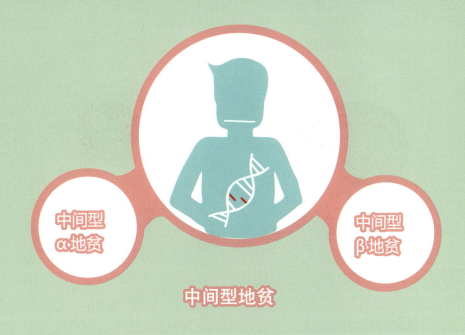

中间型 α 地贫

中间型 β 地贫

中间型地贫

中间型 α 地贫

中间型 α 地贫又称 HbH 病，是由3个 α 基因缺失或缺陷所造成，患者仅能合成少量 α 链，其中多余的 β 链组合成 HbH（β_4）。此型地贫大多数为中度贫血，少数患者症状比较轻微，几乎不需要输血治疗，可以正常生活。但是有少数症状较重，在婴幼儿期以后逐渐出现贫血、疲乏无力、肝脾大、轻度黄疸。值得注意的是，某些因素会加重贫血，比如感染。

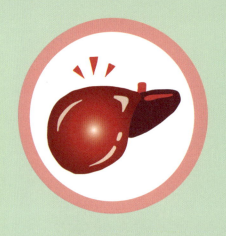
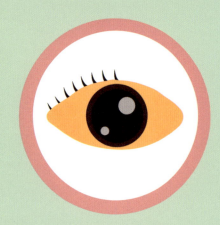

中间型 β 地贫

中间型 β 地贫是一些 $β^+$ 地贫复合型，其临床表现介于轻型和重型之间，中度贫血，肝脾轻或中度肿大，黄疸可有可无，骨骼改变较轻。

小贴士

HbE 是最常见的异常血红蛋白之一，特别是在我国和东南亚等国家。携带 1 个 HbE 基因的人，可表现为无症状基因携带者，但是会遗传给孩子，即使携带 2 个 HbE 基因的人，也会表现为轻度贫血症状。但是若与其他类型 β 地贫复合，可以表现出与中间型或重型 β 地贫患者一样严重的临床症状。

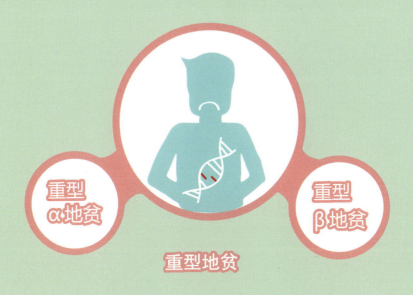

重型α地贫   重型β地贫

重型地贫

重型 α 地贫

    重型 α 地贫又称巴氏水肿胎（Hb Bart's 水肿胎），是由4个 α 基因均缺失导致的，完全无 α 链生成，以致在胎儿期产生的 γ 链无法与 α 链结合而形成 γ_4。Hb Bart's 对氧的亲和力极高，结合氧而引起胎儿水肿综合征，胎儿出现重度贫血导致心力衰竭、黄疸、水肿、肝脾肿大、腹水、胸水，胎盘巨大且质脆，羊水过多，胎儿常于30~40周时早产、死胎或娩出后半小时内死亡，母亲受影响可能会出现高血压，增加接生困难，以及出现产后大出血等并发症。

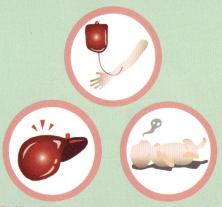

重型 β 地贫

重型 β 地贫又称 Cooley 贫血，是 $β^0$ 地贫的纯合子或 $β^0$ 与 $β^+$ 地贫复合型，因 β 链生成完全或几乎完全受到抑制，以致含有 β 链的 HbA 合成减少或丧失，而多余的 α 链则与 γ 链结合成为 $HbF(α_2γ_2)$，使 HbF 明显增加。由于 HbF 的氧亲和力高，致患者组织缺氧。过剩的 α 链沉积于幼红细胞和红细胞中，形成 α 链包涵体附着于红细胞膜上而使其变僵硬，在骨髓内大多被破坏而导致"无效造血"。部分含有包涵体的红细胞虽能成熟并被释放至外周血，但当它们通过微循环时就容易被破坏；这种包涵体还影响红细胞膜的通透性，从而导致红细胞的寿命缩短。由于以上原因，患儿在临床上呈慢性溶血性贫血。

小贴士

重型地贫患儿出生时一般无临床症状，在出生后 3～12 个月开始发病，贫血进行性加重，出现面色苍白，肝脾大，发育不良，易骨折，身材矮小，疲倦，乏力，多伴有轻度黄疸；较长病程后外观表现为头颅变大、额部隆起、鼻梁塌陷、两眼距增宽，形成特殊的地贫面容。一般发病年龄越小，病情越严重，需要终身治疗，定期输血和除铁治疗，费用非常昂贵，如果得不到有效的治疗，多于 5 岁前夭折。

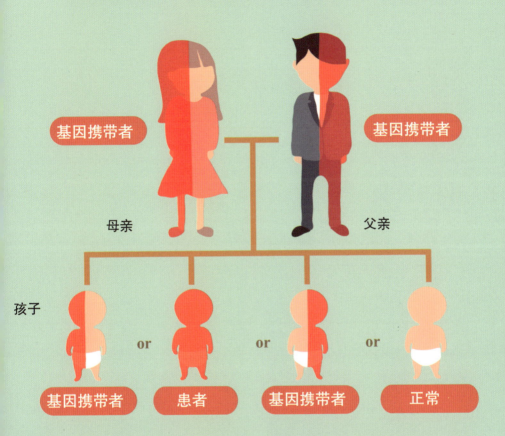

地贫是常染色体隐性遗传病，是通过携带有地贫致病基因的父母传给后代，它不会从患儿直接传染给正常孩子。

19

假设 1：夫妻双方均不携带地贫基因

结论：其子女不会携带地贫基因。

假设 2：夫妻只有一方携带地贫基因（如 α^0 轻型地贫）

结论：其子女 50% 的概率是正常孩子，50% 的概率是地贫基因携带者（轻型 α 地贫），不会生育中间型或重型地贫的孩子。

假设 3：夫妻双方都携带同类型地贫基因（如两人都是 β 地贫携带者）

结论：其子女有 1/4 的概率分别从父母那里遗传地贫基因，从而患上中间型或重型地贫；有 1/2 的概率遗传正常和地贫基因各一个，从而成为与父母一样的携带者；有 1/4 的概率分别从父母那里遗传到正常的基因，即完全正常，不是携带者。

其他常见贫血

其他常见贫血大多都属于营养性贫血，比如缺铁性贫血。缺铁性贫血是因人体对铁的需求与供给失衡，导致体内贮存的铁耗尽，继而出现红细胞内铁缺乏，是较为常见的贫血。

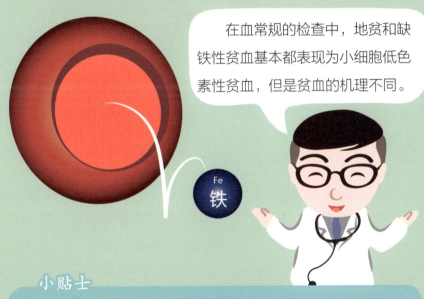

在血常规的检查中，地贫和缺铁性贫血基本都表现为小细胞低色素性贫血，但是贫血的机理不同。

Fe 铁

小贴士

缺铁性贫血在发展中国家、经济不发达地区的发病率较高。婴幼儿、育龄妇女为高发人群。缺铁性贫血的发生主要和下列因素相关：婴幼儿辅食添加不足、青少年偏食、妇女月经量过多、多次妊娠、哺乳及某些病理因素（如胃大部分切除、慢性失血、慢性腹泻、萎缩性胃炎和钩虫感染等）。

地贫是单基因遗传病，是由于珠蛋白基因缺陷，使血红蛋白中的珠蛋白肽链合成障碍或不足，导致血红蛋白的组成成分改变，红细胞寿命缩短，继而发生贫血症状。

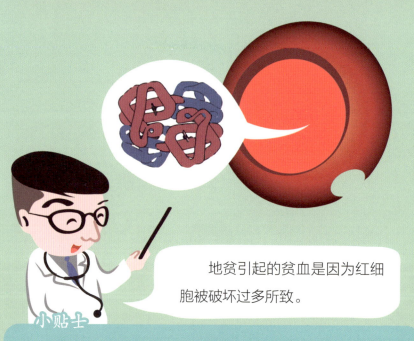

地贫引起的贫血是因为红细胞被破坏过多所致。

小贴士

当孕妇体检发现自己有轻度贫血，补铁宜慎重，必须先明确是缺铁性贫血还是地贫。由于地贫引起的贫血是因为红细胞被破坏过多所致，此时铁从红细胞中释放增加，根本不存在缺铁现象，反而是一些重型地贫患者因铁负荷过重，导致铁色素沉着症，引起肝、肾功能的改变。因此确诊为地贫所致的贫血时，应谨慎补铁。

No.12　地贫是不是很可怕

其实，仅仅携带地贫基因并不可怕，因为携带者可无临床表现或症状轻微。需要警惕的是当夫妻双方都携带有同种地贫基因，并将双方携带的地贫基因遗传给孩子，这时孩子就会出现中间型或重型地贫。

重型 α 地贫往往在孕晚期胎死腹中或是出生后半小时天折，部分中间型 α 地贫、β 地贫及重型 β 地贫患儿需要定期输血、除铁治疗或者接受骨髓或干细胞移植。中间型、重型地贫将给家庭和社会带来沉重的精神和经济负担。

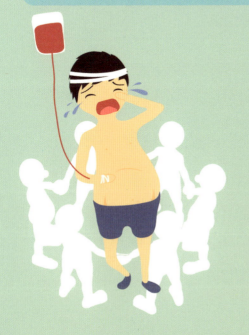

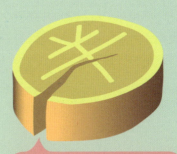

因此，我们需要给予中间型、重型地贫患者更多的关注。

问：轻型 α 地贫和轻型 β 地贫的两个人结婚适合生孩子吗？

答：轻型 α 地贫和轻型 β 地贫的夫妻是可以生育孩子的。根据地贫遗传规律，他们的后代有25%的概率正常，25%的概率为轻型 α 地贫，25%的概率为轻型 β 地贫，25%的概率为 αβ 复合型地贫，此类复合型地贫也是基因携带者，其临床表现大多数类似于轻型地贫，甚至比轻型还轻，不影响孩子的生长发育。

问：亲戚生了两个男孩都是重型地贫，那是不是地贫只会遗传给男孩？

答：地贫属于常染色体隐性遗传病，与性别没有关系，男孩和女孩的患病概率都是一样的。

问：脐带血能救地贫患儿自己吗？

答：目前脐带血主要用于治疗地贫、再生障碍性贫血和白血病，但是地贫患者自己的脐带血中也是含有地贫基因的，所以不可能靠移植自己的脐带血治愈自己的疾病。但是可以通过移植其他正常孩子的脐带血进行治疗。

问： 1/4概率为重型地贫是否意味着4次妊娠中一定有一次机会生育重型地贫儿？

答：答案是"不一定"。我们应该这样理解1/4概率：即每次怀孕都有1/4的概率可能怀上重型地贫胎儿，而不是怀孕4次才有一次机会怀上重型地贫胎儿。

问： 已怀过3次都是重型地贫胎儿的孕妇，是否有希望生育一个正常孩子？

答：当然有机会。若夫妻双方均为轻型地贫，怀孕后，每次只有1/4的概率生育重型地贫的孩子，还有3/4的概率生育一个轻型地贫或者完全正常的孩子，重要的是怀孕之后一定要接受遗传咨询和产前诊断。

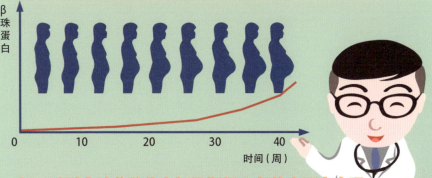

问： 重型β地贫胎儿在怀孕期间B超检查不出来吗?

答：β珠蛋白基因在怀孕第10周才开始表达，而且直到妊娠足月仍处于较低的表达水平，不足以影响胎儿正常血红蛋白的携氧能力，所以在怀孕期间并不导致胎儿贫血，更不会引起胎儿水肿，B超也不可能检查出来。重型β地贫只能靠基因检测才能确诊。

第二章

如何防治地贫

No.1 什么是地贫初筛试验

如何知道自己是不是地贫基因携带者？

抽血

地贫初筛试验

全血细胞计数（血常规）

血红蛋白电泳分析

要知道自己是否携带地贫基因，即携带的地贫基因是不是轻型地贫或静止型地贫，只需抽取少量血液样本化验，过程简单。

等待检查结果

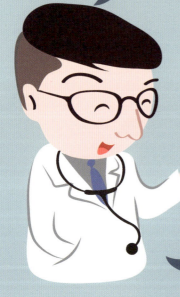

地贫初筛试验包括全血细胞计数（即血常规）、血红蛋白电泳分析。婚前医学检查或孕前优生健康检查就包括这些检查项目，广西壮族自治区政府提供免费检测。

初步筛查结果显示为阳性的夫妇需要到有资质的妇幼保健院或综合型医院抽取少量血液进行地贫基因诊断分析，这些血液样本被送到实验室由专业的检验医师进行检测，一般可以得出是否高度怀疑地贫携带者的结果。

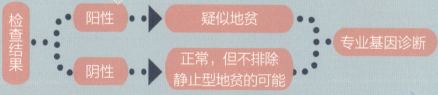

地贫血初筛报告单 阳性

	项目	结果	单位	参考值
MCV	平均红细胞体积	69	fl	82~100
MCH	平均红细胞血红蛋白量	21	pg	27~33
Hb A₂	血红蛋白A₂	5	%	2.5~3.5
Hb F	血红蛋白F	5	%	<2

地贫血初筛报告单 阴性

项目	结果	单位	参考值
平均红细胞体积	90	fl	82~100
平均红细胞血红蛋白量	31	pg	27~33
血红蛋白A₂	3	%	2.5~3.5
血红蛋白F	1	%	<2

地贫初筛试验

血常规
平均红细胞体积（MCV）< 82fl 和（或）
平均红细胞血红蛋白量（MCH）< 27pg

血红蛋白分析
血红蛋白A₂（HbA₂）< 2.5% 或 > 3.5%
或血红蛋白F（HbF）> 2%
或出现异常血红蛋白

检查结果

阳性 ▶ 疑似地贫

阴性 ▶ 正常，但不排除静止型地贫的可能

专业基因诊断

小贴士

由于α地贫的遗传基因病变较为复杂，同属α轻型地贫携带者的配偶需要做详细的遗传基因分析才能预测下一代是否是中间型或重型地贫患者的概率。

下列状况的夫妻有必要接受产前诊断，因为他们有可能生育正常的孩子，或仅携带地贫基因的孩子，或有贫血症状的孩子。

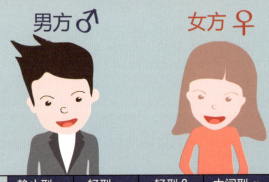

男方♂　　女方♀

女♀ ＼ 男♂	静止型 α 地贫	轻型 α 地贫	轻型 β 地贫	中间型 α 地贫	异常血红蛋白 E
静止型 α 地贫	-	△①	-	△	-
轻型 α 地贫	△②	△③	-	△	-
轻型 β 地贫	-	-	△	-	△
中间型 α 地贫	△	△	-	△	-
异常血红蛋白 E	-	-	△	-	-

△：需要做产前诊断　　—：不需要做产前诊断

①、②：一方是轻型 α 地贫携带者，一方是静止型 α 地贫携带者。

③：夫妻双方均为轻型 α 地贫携带者。

产前诊断技术

符合前述条件的夫妻，则胎儿必须接受产前诊断，下面介绍一些常见方法。

	羊膜腔穿刺术
技术图解	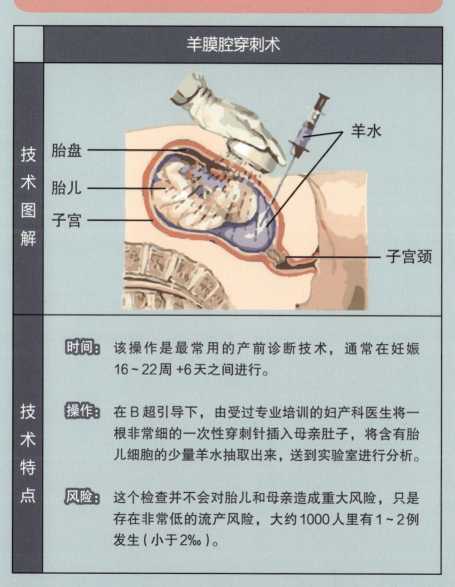
技术特点	**时间：** 该操作是最常用的产前诊断技术，通常在妊娠16～22周 +6天之间进行。 **操作：** 在 B 超引导下，由受过专业培训的妇产科医生将一根非常细的一次性穿刺针插入母亲肚子，将含有胎儿细胞的少量羊水抽取出来，送到实验室进行分析。 **风险：** 这个检查并不会对胎儿和母亲造成重大风险，只是存在非常低的流产风险，大约1000人里有1～2例发生（小于2‰）。

	绒毛穿刺术
技术图解	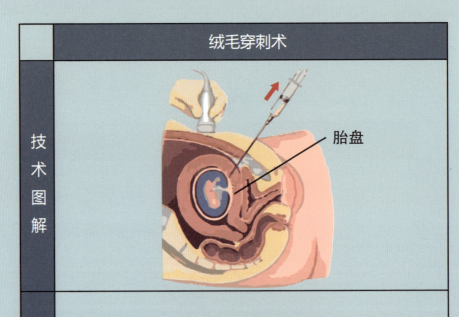胎盘
技术特点	**时间：** 绒毛穿刺术可以在妊娠更早期进行，一般在妊娠10～13周+6天之间采集标本。 **操作：** 在B超引导下，由受过专业培训的妇产科医生将一根非常细的导管经过宫颈送入胎盘绒毛部分，用空针管吸取少量的绒毛组织送检。绒毛组织带有与胎儿相同的基因。 **风险：** 流产的风险平均不超过5‰。

小贴士

　　我们提倡采用绒毛穿刺技术早期诊断胎儿是否患有重型地贫，以便尽早进行干预。

	脐血穿刺术
技术图解	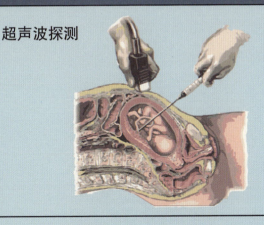超声波探测
技术特点	**时间：** 妊娠22周后进行。 **操作：** 在 B 超引导下，由受过专业培训的妇产科医生将一根非常细的一次性穿刺针插入母亲肚子里抽取脐带血，获得胎儿血细胞。穿刺成功与否与操作者的经验、胎盘附着部位、孕周、胎动多少及羊水量等因素有关。 **风险：** 有1%～2% 流产率的风险，且可能出现穿刺部位出血、脐血血肿、感染、胎母出血等症状。

小贴士

　　有需要的孕妇可以选择任何一项产前诊断技术，这些技术的主要局限性是操作仅能在合适的孕周进行。在做上述诊断前，专门从事产前诊断的医生会给孕妇做术前检查，比如B超、验血，需要1~2天，以便了解孕妇和胎儿的情况，医生还会详细解释检查的细节和有可能遇到的风险。

使用上述方法采集胎儿细胞后，会马上送实验室处理，进行基因检测，并检测父母的地贫基因，这是最准确的检测遗传病的方法。但是，尽管概率很低，可还是跟其他检验方法一样，存在实验室误差的可能。

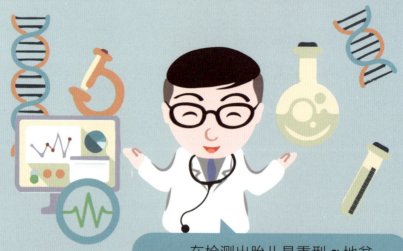

在检测出胎儿是重型 α 地贫、严重的 HbH 病、重度和中间型 β 地贫的情况下，可以提前终止妊娠。

小贴士

产前诊断和终止妊娠的方法可能不被所有的夫妻接受。科学家一直在努力研究，想找出预防生出重型 α 地贫、严重的 HbH 病、中间型或重型 β 地贫孩子的方法。目前可以通过胚胎植入前诊断技术选择将无地贫的胚胎植入子宫后继续妊娠。

着床前诊断又称胚胎植入前诊断（preimplantation genetic diagnosis，PGD）。它是使用试管婴儿技术，在非常早期的胚胎中取出细胞来做基因分析，再把健康的胚胎放到子宫里继续妊娠。

通过这个方法可以选择无地贫的胚胎，这是不愿接受终止妊娠的夫妻可以选择的方法。

缺点

价格昂贵，另外可能需要多次尝试才能成功。

No.4　广西地贫筛查和诊断流程

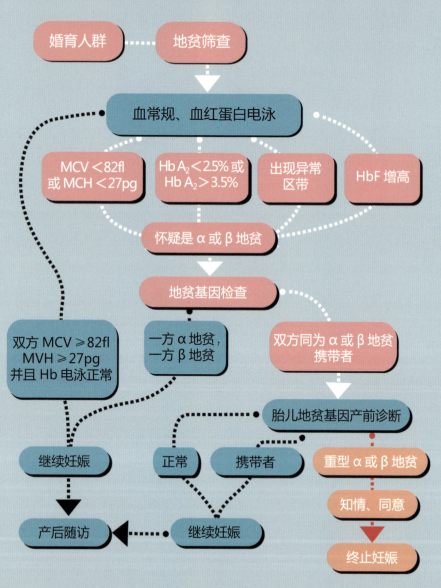

婚育人群 ┈┈ 地贫筛查

血常规、血红蛋白电泳

MCV＜82fl 或 MCH＜27pg | Hb A₂＜2.5% 或 Hb A₂＞3.5% | 出现异常区带 | HbF 增高

怀疑是 α 或 β 地贫

地贫基因检查

双方 MCV ≥ 82fl MVH ≥ 27pg 并且 Hb 电泳正常 | 一方 α 地贫，一方 β 地贫 | 双方同为 α 或 β 地贫携带者

胎儿地贫基因产前诊断

继续妊娠 | 正常 | 携带者 | 重型 α 或 β 地贫

知情、同意

产后随访 ◄ 继续妊娠 | 终止妊娠

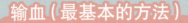

No.5 重型 β 地贫患者如何治疗

步骤 1:

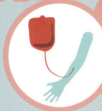

输血（最基本的方法）

输血是对症治疗，也就是出现贫血的时候采取的方法，大约每4周输1次血。

步骤 2:

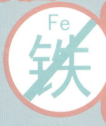

移除体内多余的铁

输入的红细胞会不断释放出铁。过多的铁在身体会造成重要器官的损伤，比如心脏、肝脏、内分泌腺等。铁可以被一些特殊的药物移除。

铁螯合剂

可使铁从尿液和粪便中排出。

去铁胺

去铁酮

几乎每晚1次用静脉泵连续皮下注射12小时，或者口服。

这些治疗费用非常昂贵而且麻烦，但是被证明是一种有效的方法。

能根治重型 β 地贫的方法

　　这些方法的成功率依赖于人类白细胞抗原（HLA）的配型、移植中心的经验和技术水平等，而且治疗费用非常昂贵。

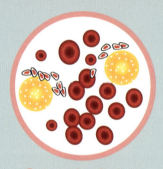

造血干细胞移植

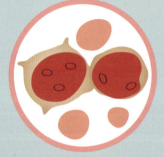

骨髓移植

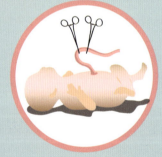

脐带血移植

小贴士

　　重型 β 地贫患儿不能单纯依靠输血来治疗，需要输血结合去铁治疗，才能达到效果。

第三章

地贫的扶持政策

三级地贫防治技术网络

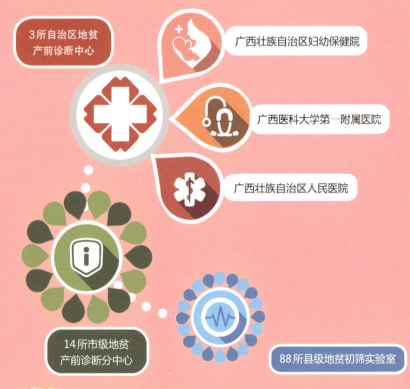

3所自治区地贫产前诊断中心

广西壮族自治区妇幼保健院

广西医科大学第一附属医院

广西壮族自治区人民医院

14所市级地贫产前诊断分中心

88所县级地贫初筛实验室

温馨提示

　　新婚夫妇在结婚登记时请主动接受婚前医学检查；计划怀孕夫妇请主动接受孕前优生健康检查；已怀孕夫妇请主动到医疗保健机构接受孕期检查和产前检查。若检查为地贫阳性，在知情同意后，配合医生做好地贫基因诊断和产前诊断，预防重症地贫患儿出生，促进家庭生活幸福美满。

No.2 迅速了解地贫的途径

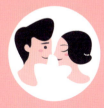

途径1 婚育综合服务平台的免费婚检以及现场宣传教育，免费资料的发放

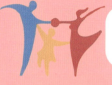

途径2 卫生健康部门的宣传教育

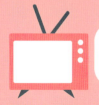

途径3 网络以及电视节目的宣传

途径4 医院、学校以及社区的定期宣传教育活动

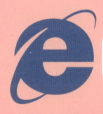

途径5 访问医院网站或者直接到医院的优生遗传门诊咨询

No.3 政府对地贫防控的政策支持

国家政策支持

国家卫生健康委分别在福建省、江西省、湖南省、广东省、广西壮族自治区、海南省、重庆市、四川省、贵州省、云南省10个地贫高发的省（自治区）设立了地贫防控示范点。在示范点内为新婚和计划怀孕夫妇提供健康教育、地贫筛查、地贫基因检测、咨询指导和高风险夫妇孕期追踪、产前诊断、遗传咨询、高风险夫妇妊娠结局随访等服务。

广西政策支持

广西是以壮族为主体的少数民族自治区，也是全国少数民族人口最多的省（自治区）。境内居住着壮、汉、瑶、苗、侗、仫佬、毛南、回、京、彝、水、仡佬等12个世居民族。广西也是我国地贫高发的地区之一，全区人口5743万人，人群地贫基因携带率在20%以上。2010年，广西壮族自治区政府在全国率先启动了《广西地中海贫血防治计划》，实施"基于妇幼公共卫生网络开展地贫防治综合策略"，对新婚夫妇和孕期夫妇进行系统的大规模人群地贫基因携带者筛查，对高风险夫妇进行地贫产前诊断。在基因检测费用方面，自治区财政设立专项资金，为群众减免了70%~80%的费用负担。2019年，广西实施第二周期的地贫防治计划即《广西严重类型地中海贫血胎儿零出生计划》，结合国家地贫防控试点项目资金和自治区财政专项资金，为夫妇双方或一方为广西户籍的婚育人群提供"五项免费技术服务"：免费婚检地贫血常规初筛、免费地贫血红蛋白分析复筛、免费地贫基因诊断、免费地贫产前诊断、免费重症地贫胎儿医学干预。

免费婚检地贫血常规初筛

到婚育综合服务中心进行婚前医学检查和孕前优生健康检查的夫妇，可享受免费地贫血常规初筛。

免费地贫血红蛋白分析复筛

到婚育综合服务中心参加婚前医学检查和孕前优生健康检查的夫妇，可享受地贫血红蛋白分析复筛。

到助产机构建卡进行孕期产前检查的夫妇，一方血常规地贫初筛阳性，另一方血常规地贫初筛阴性，可享受免费地贫血红蛋白分析复筛。

免费地贫基因诊断

地贫筛查双方阳性的夫妇，可在广西有资质的产前诊断机构享受免费地贫基因诊断。

有证据提示可能存在罕见或未明地贫突变类型的病例，可在广西有资质的产前诊断机构享受免费罕见型地贫基因检测。

免费地贫产前诊断

双方为同型地贫基因携带者，其胎儿经临床医生评估需要进行地贫产前诊断的夫妇，可在广西有资质的产前诊断机构接受免费胎儿地贫基因产前诊断。

免费重症地贫胎儿医学干预

女方参加城乡居民医疗保险，且产前诊断为高风险重症地贫胎儿，在充分遗传咨询、优生指导、知情选择的情况下，可在定点机构免费实施医学干预。

No.4 地贫遗传咨询中的伦理原则

医学伦理学的一般原则包括有利、无害、公正、尊重四大原则，其中尊重主要指尊重患者及其家属的自主权、知情同意权、隐私权、保密权。

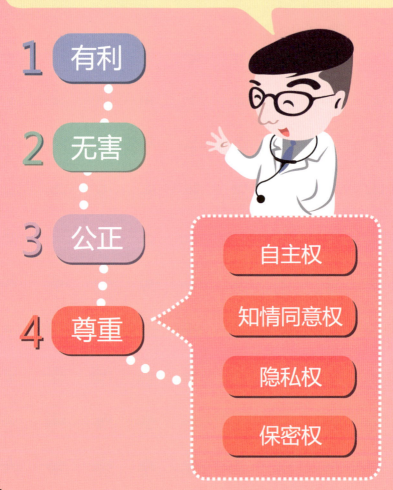

1 有利

2 无害

3 公正

4 尊重

自主权

知情同意权

隐私权

保密权

第四章

地贫患者孕育事宜

地贫防控手段

广西的地贫防控手段是在婚前检查时对准夫妻进行地贫筛查。若发现一方或双方筛查阳性，会建议进行地贫基因诊断。成年人检查出地贫，多数为地贫基因携带者，属轻型地贫，没有明显的临床表现，或存在轻度贫血。

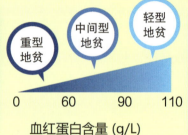

血红蛋白含量在61~89g/L，血红蛋白含量越低，身体抵抗力会越差。

重型地贫 　中间型地贫 　轻型地贫

0　　60　　90　　110

血红蛋白含量 (g/L)

血红蛋白含量在90~109g/L，对成年人的身体健康影响不大。

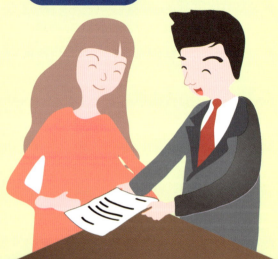

小贴士

有一部分成年人的地贫为HbH病，属于中间型地贫，症状介于轻型和重型之间，即可能存在轻度或中度贫血。

46

若父母未进行过地贫筛查，当孩子地贫筛查呈阳性时，必须进行地贫基因诊断，明确孩子的地贫类型是轻型的基因携带者、HbH病（中间型α地贫）还是重型地贫。

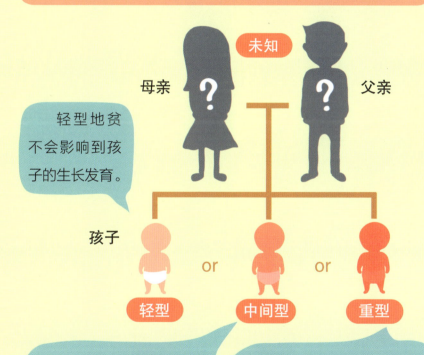

未知

母亲　父亲

轻型地贫不会影响到孩子的生长发育。

孩子

or　or

轻型　中间型　重型

HbH病（中间型α地贫）的孩子抵抗力相对较差，易生病，如感冒、发热等，家长要加强护理，及时治疗。

重型地贫的孩子，主要是重型β地贫，一般半岁之后会出现重度贫血，需要输血和去铁治疗，一般1~2个月输血一次。

No.3　贫血对孕妇及胎儿的危害

地贫孕妇在哺乳期的临床表现

地贫携带者在产后哺乳期的临床表现与孕期相比差别不大，如果原来有轻度或中度贫血，哺乳期仍然会存在贫血。

为保持泌乳和母乳的质量，减少产褥感染，产妇需注意休息和加强饮食调理，提高免疫力。

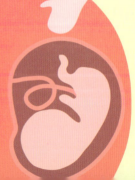

贫血对孕妇的危害

贫血会导致孕妇抵抗力下降，降低孕妇对分娩、手术和麻醉的耐受能力。

轻度或中度贫血会导致孕妇在妊娠期和分娩期的风险增加。

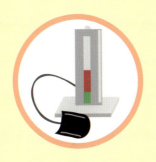
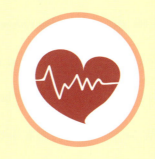

重度贫血可引起心肌缺氧导致贫血性心脏病；引起胎盘缺氧，导致妊娠期高血压或妊娠期高血压性心脏病；严重贫血对失血耐受性降低，易发生失血性休克；贫血会降低产妇抵抗力，容易并发产褥感染。

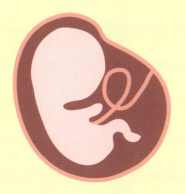
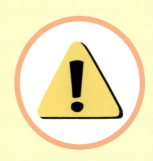

贫血对胎儿的危害

孕妇骨髓和胎儿在竞争摄取孕妇血清中铁元素的过程中，胎儿组织占优势。当孕妇患重度贫血时，经胎盘供养的营养物质不足以满足胎儿生长需要，容易导致胎儿生长受限、胎儿宫内窘迫、早产甚至死胎。

No.4 孕妇地贫患者

若孕妇为中间型 α 地贫，即HbH 病，一般会存在轻度或中度贫血，血红蛋白在60~109g/L。少数中间型地贫的孕妇会出现重度贫血，如地贫基因型为 $--^{SEA}/\alpha^{CS}\alpha$，血红蛋白小于60g/L。这类地贫孕妇因为从小就存在贫血，其身体已经适应贫血的状态，所以部分病例平时不主动求医。

孕妇地贫类型	血红蛋白（g/L）
重型地贫	≤ 60
中间型地贫	61~89
轻型地贫	90~109

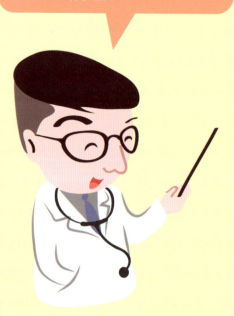

临床表现	注意事项
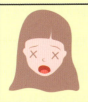 出现重度贫血	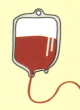必须进行输血治疗。
 面色、口唇苍白，头晕等症状	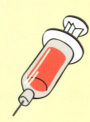（1）孕妇一定要加强营养物质摄入，定期复查血常规，必要时进行输血治疗。 （2）尽量避免加重贫血程度，减少贫血对胎儿发育的影响。
 无明显症状	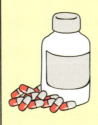（1）多无临床表现，没有特别需要注意的地方，跟正常孕妇一样，主要是加强营养摄入。 （2）若出现轻度贫血，则需要通过药物治疗和饮食调理，定期复查血常规，尽量减轻贫血程度，减少对胎儿发育的影响。

No.5　孕妇地贫患者如何补铁

地贫孕妇可以补铁吗

　　补铁对于地贫孕妇也不例外，虽然由于地贫所致的溶血性贫血会引起血清中铁元素或铁蛋白增加，但仍然会出现缺铁的情况。在检查明确缺铁的情况下，应在医生的指导下进行补充铁剂治疗。

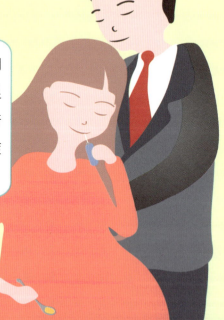

补铁

　　孕妇身体对铁的吸收利用率只有10%~40%，不能满足正常妊娠的需要，所以多数普通孕妇在孕期会出现铁缺乏症状，应口服铁剂治疗。

中间型地贫孕妇可以补铁吗

　　中间型地贫孕妇由于体内红细胞被破坏，使铁从被破坏的细胞中释放出来，导致铁相对过多。在多数对中间型地贫孕妇的检查中发现铁蛋白或血清铁离子过多，因此，对于这类患者应该进行血清铁蛋白等检查。

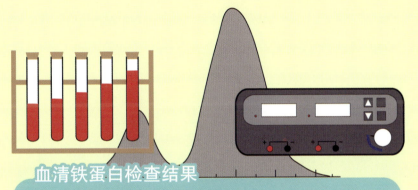

血清铁蛋白检查结果

（1）如果发现不足可相应给予补铁。

（2）如果发现过高，则应该慎重补铁或不给予补铁。

（3）贫血严重者则给予输血治疗。

日常补铁量

　　孕妇在孕期对铁的需要量增加。母体需要铁650~750mg，胎儿生长发育需要250~350mg，所以妊娠期孕妇需要铁大约为1000mg。孕妇每天至少需要铁4mg，每日的饮食中含铁10~15mg。

No.6　地贫改善计划

中间型地贫患者生活中如何减少贫血

中间型地贫患者由于大多患有贫血，所以提倡科学健康饮食，多吃新鲜蔬菜、肉类、水果，少吃油炸、生冷食品；饮食应该多方面吸收营养，防止因偏食等导致营养失衡而增加贫血风险。

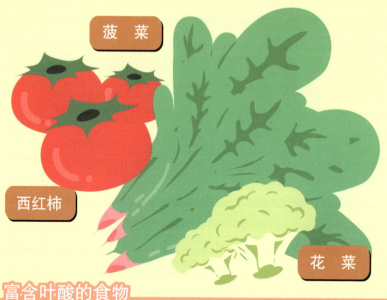

菠菜

西红柿

花菜

富含叶酸的食物

大多中间型地贫患者贫血为红细胞被破坏引起，因此除非有缺铁性贫血，否则饮食仅能轻度改善贫血，所以无需强调补铁食物的摄取。一些含有营养物质如叶酸的食物（菠菜、西红柿等）可以增加造血原料，适当增加食用可改善贫血症状。

中间型地贫患者生活中如何减少贫血

由于感冒、发热等疾病或者劳累均可导致被破坏的红细胞增加而致使贫血加重，因此生活中应该尽量保持充足的休息、睡眠，通过锻炼等方式提高身体免疫力，减少感冒生病等不良刺激，减少贫血程度。

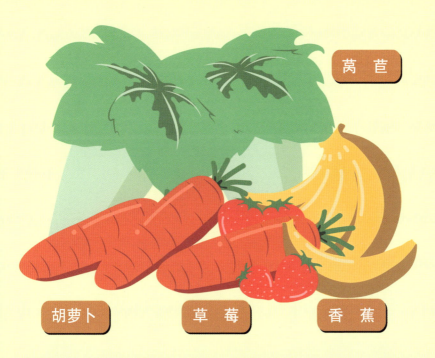

莴苣

胡萝卜　草莓　香蕉

小贴士

中间型地贫患者如果经常中度以上贫血，应定期体检，以了解贫血程度、肝脾是否肿大等。对于输血仍不能改善的重度贫血患者，则应查清原因，必要时做切除脾脏手术。

55

CHƯƠNG I

BẠN BIẾT GÌ VỀ BỆNH THALASSEMIA

No.1 Tìm hiểu về bệnh Thalassemia

Định nghĩa tiếng Anh

Bệnh thiếu máu Địa Trung Hải (sau đây gọi tắt là thalassemia) là một loại bệnh di truyền về máu phổ biến nhất trên thế giới. Tên tiếng Anh của nó là "thalassemia" xuất phát từ tiếng Hy Lạp.

Thalassemia = thalassa + anaemia

             (biển)   (ít máu/không có máu)

Lời khuyên

Căn bệnh này phân bố rộng khắp thế giới, đặc biệt là ở các nước ven Địa Trung Hải, Trung Đông, Đông Nam Á và các tỉnh (vùng) phía nam sông Trường Giang (Trung Quốc), bao gồm Quảng Đông, Quảng Tây, Hải Nam.v.v. Mỗi năm trên thế giới có khoảng 200.000 trẻ sơ sinh sinh ra bị mắc bệnh thalassemia thể nặng. Để hiểu bệnh thalassemia, bạn cần nắm kiến thức về máu bình thường và tình trạng thiếu máu.

58

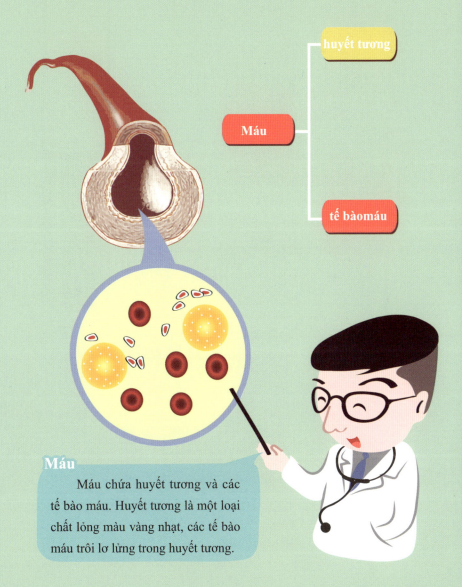

huyết tương

Máu

tế bàomáu

Máu

    Máu chứa huyết tương và các tế bào máu. Huyết tương là một loại chất lỏng màu vàng nhạt, các tế bào máu trôi lơ lửng trong huyết tương.

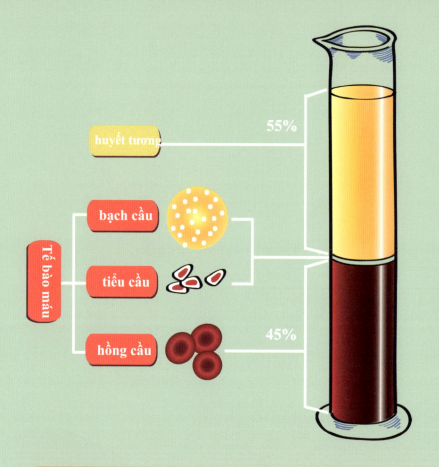

huyết tương

55%

bạch cầu

Tế bào máu

tiểu cầu

hồng cầu

45%

Mỗi loại tế bào máu có một chức năng riêng và phối hợp với nhau để duy trì hoạt động bình thường của các chức năng cơ thể con người.

Lời khuyên

Chức năng chính của tế bào hồng cầu là cung cấp oxy cho các mô và các cơ quan quan trọng. Các tế bào hồng cầu được sản xuất bởi tủy xương và liên tục được đưa vào máu. Hồng cầu trưởng thành có tuổi thọ 120 ngày và chúng sẽ bị phá hủy ở lá lách.

No. 3 Hiểu về huyết sắc tố (Hemoglobin)

Các tế bào hồng cầu chứa đầy huyết sắc tố màu đỏ, do vậy máu của chúng ta có màu đỏ. Tế bào hồng cầu bao gồm globin và huyết sắc tố. Chức năng chính của huyết sắc tố là vận chuyển oxy và carbon dioxide.

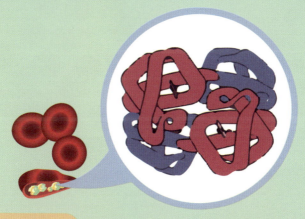

Globin

Globin bao gồm chuỗi alpha và chuỗi không alpha (chẳng hạn như chuỗi beta, gamma hoặc delta). Chuỗi alpha và chuỗi beta tạo nên HbA (hemoglobin A), HbA là huyết sắc tố quan trọng nhất ở người trưởng thành, chiếm tới hơn 97%. Giai đoạn từ khi mang thai đến khi sinh, chuỗi alpha cũng có thể liên kết với các chuỗi khác tạo thành các huyết sắc tố khác nhau. Ở người bình thường, số lượng chuỗi alpha và chuỗi không alpha bằng nhau. Nếu số lượng chuỗi alpha và chuỗi không alpha không cân bằng (có quá nhiều chuỗi alpha hoặc có quá nhiều chuỗi không alpha) thì sẽ gây ra bệnh thalassemia.

No. 4 Thiếu máu là gì

Thiếu máu là tình trạng số lượng tế bào hồng cầu bị giảm hoặc hàm lượng huyết sắc tố xuống thấp.

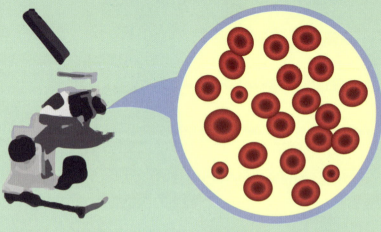

Tế bào hồng cầu bình thường

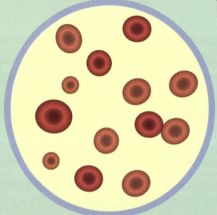

Tế bào hồng cầu bị thalassemia

Lời khuyên

Thiếu máu nhẹ không ảnh hưởng đến cơ thể và bình thường không ai để ý đến điều đó, nhưng thiếu máu nặng có thể khiến các mô trong cơ thể không nhận đủ oxy và dẫn đến khả năng bị bệnh.

Bệnh thalassemia là một bệnh di truyền lặn trên nhiễm sắc thể thường, sự đột biến của một alen globin đơn lẻ sẽ không gây ra triệu chứng lâm sàng ở cá thể, chỉ những người đồng hợp tử của gen bị đột biến mới phát triển thành bệnh. Trẻ em trai và trẻ em gái đều có khả năng mắc bệnh như nhau.

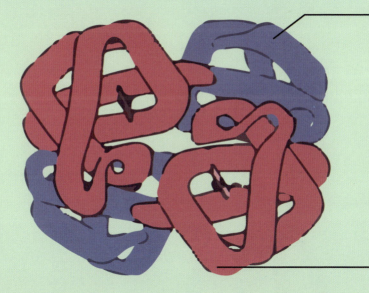

Chuỗi alpha

Những khiếm khuyết trong gen mã hóa chuỗi alpha sẽ làm giảm hoặc loại bỏ hoàn toàn việc sản xuất chuỗi alpha, dẫn đến bệnh alpha-thalassemia.

Hemoglobin

Hemoglobin ở người trưởng thành chủ yếu chứa chuỗi alpha và beta. Việc sản xuất, tổng hợp của chúng được quy định bởi gen trên các nhiễm sắc thể cụ thể. Mỗi gen này chịu trách nhiệm tạo ra chuỗi alpha và chuỗi không alpha (chuỗi beta, gamma hoặc delta) với số lượng bằng nhau.

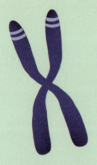

Nhiễm sắc thể số 16

Mỗi nhiễm sắc thể số 16 có hai gen α-globin và một cặp nhiễm sắc thể số 16 có tổng cộng bốn gen α-globin.

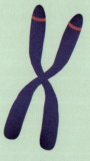

Nhiễm sắc thể số 11

Có một gen β-globin trên mỗi nhiễm sắc thể số 11 và có hai gen β-globin trên một cặp nhiễm sắc thể số 11.

Chuỗi beta

Khiếm khuyết ở gen mã hóa chuỗi β sẽ làm giảm hoặc mất hoàn toàn việc sản xuất chuỗi β, dẫn đến bệnh β-thalassemia.

No. 6 Bệnh thalassemia có xa lạ với chúng ta không

Khu vực bệnh thalassemia

Thalassemia là bệnh tan máu di truyền phổ biến rộng rãi trên thế giới, trên thế giới có ít nhất 345 triệu người mang gen gây bệnh thalassemia, bao gồm các khu vực sau:

Nam Trung Quốc và Đông Nam Á	tiểu lục địa Ấn Độ	khu vực Địa Trung Hải	Trung Đông	Bắc Phi	Khu vực Thái Bình Dương

Khu vực rộng lớn phía nam sông Trường Giang (Trung Quốc) là khu vực có tỷ lệ mắc bệnh thalassemia cao, đặc biệt là ở Quảng Tây, Quảng Đông và Hải Nam. Ngày nay, việc di chuyển dân cư thường xuyên đã làm tăng tỉ lệ người mắc bệnh. Thalassemia đã không chỉ là bệnh riêng của bất kỳ khu vực nào.

Vùng bệnh

Hầu hết các khu vực có tỷ lệ mắc thalassemia cao trên thế giới đều ở các khu vực nhiệt đới và cận nhiệt đới, đây vốn là những vùng có tỷ lệ mắc bệnh sốt rét cao. Trong quá trình tiến hóa của loài người, để chống lại bệnh sốt rét, một số gen của con người đã bị đột biến, dẫn đến xuất hiện bệnh thalassemia.

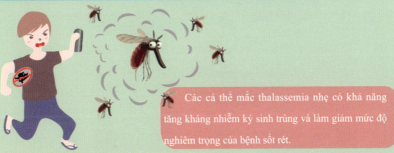

Các cá thể mắc thalassemia nhẹ có khả năng tăng kháng nhiễm ký sinh trùng và làm giảm mức độ nghiêm trọng của bệnh sốt rét.

Lời khuyên

Dữ liệu khảo sát gần đây cho thấy khoảng 7% dân thế giới mang gen hemoglobin đột biến .

No.7 Tại sao Quảng Tây là vùng có tỷ lệ mắc bệnh thalassemia cao

Bệnh thalassemia phổ biến nhất ở các vùng nhiệt đới và cận nhiệt đới có tỉ lệ mắc sốt rét cao. Quảng Tây nằm ở phía nam Trung Quốc, thuộc vùng khí hậu cận nhiệt đới gió mùa, theo ghi chép lịch sử, bệnh sốt rét khá phổ biến tại Quảng Tây. Tỷ lệ mang gen thalassemia ở Quảng Tây cao tới khoảng 20% đến 25%. Theo thống kê chưa đầy đủ, ở Quảng Tây cứ 100 người thì có 15 người mang gen bệnh α-thalassemia và 5 người mang gen bệnh β-thalassemia. Những người mang gen bệnh thường không có triệu chứng lâm sàng, do vậy nhiều khi họ còn không biết bản thân mang gen bệnh. ,

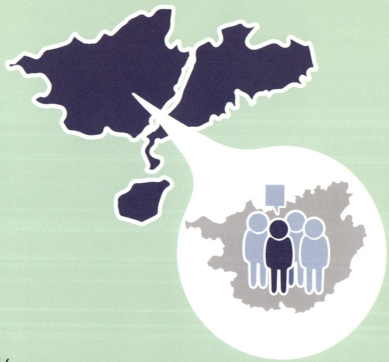

No. 8 Nguyên nhân gây bệnh thalassemia

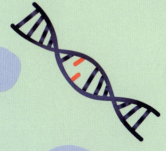

Gen

khiếm khuyết gen globin.

Chuỗi peptide globin

khả năng tổng hợp một hoặc nhiều chuỗi peptide globin trong huyết sắc tố bị giảm hoặc không thể tổng hợp.

Huyết sắc tố

tổng hợp không đủ lượng huyết sắc tố bình thường.

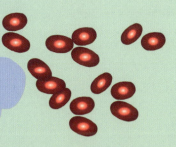

Lời khuyên

Sự thay đổi tính chất của hồng cầu với hàm lượng huyết sắc tố giảm khiến chúng dễ bị phá hủy khi đi qua lá lách, dẫn đến tuổi thọ của hồng cầu bị rút ngắn và do đó dẫn đến các triệu chứng thiếu máu.

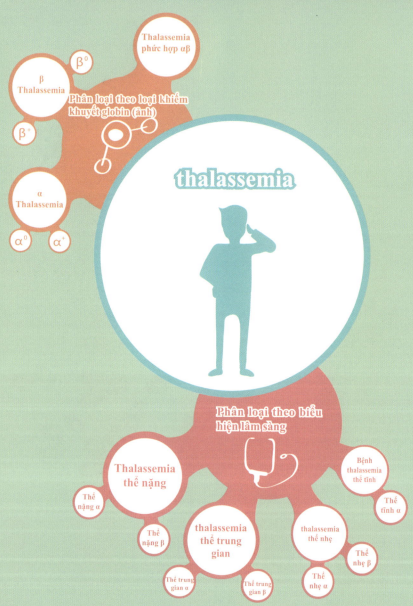

α-thalassemia

Hầu hết là do mất gen alpha-globin và một số ít là do đột biến điểm trong gen gây ra.

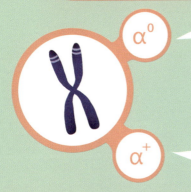

Nếu cả hai gen α trên cùng một nhiễm sắc thể đều bị mất hoặc bị đột biến thì chức năng của gen α sẽ bị mất hoàn toàn, được gọi là bệnh thalassemia α0.

Nếu chỉ là sự mất đi hoặc đột biến của một gen α trên một nhiễm sắc thể và chức năng của gen α được giữ lại một phần thì được gọi là thalassemia α+.

β-thalassemia

Chủ yếu là do đột biến điểm gen, một số ít là do mất gen.

Chuỗi β-globin hoàn toàn không được tổng hợp.

Chuỗi β-globin được tổng hợp một phần.

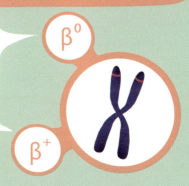

Lời khuyên

α-thalassemia và β-thalassemia có thể cùng tồn tại ở một người, tình trạng này y học gọi là thalassemia phức hợp αβ. Một số bệnh nhân mắc bệnh thalassemia phức hợp αβ sẽ giảm bớt các triệu chứng thiếu máu ở một mức độ nhất định. Bệnh thalassemia phức hợp αβ cần thông qua xét nghiệm gen mới chẩn đoán được.

α-thalassemia thể tĩnh

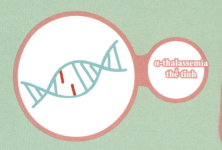

α-thalassemia thể tĩnh, chỉ có một gen α bị đột biến hoặc bị mất, y học gọi là dị hợp tử α⁺ thalassemia. Sự tổng hợp chuỗi α giảm nhẹ, bệnh nhân mang gen bệnh nhưng không có triệu chứng. Các tế bào hồng cầu có hình dạng bình thường và chỉ có thể được chẩn đoán thông qua một xét nghiệm đặc biệt gọi là phân tích gen.

Thalassemia thể tĩnh

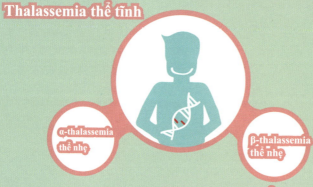

α-thalassemia thể nhẹ

β-thalassemia thể nhẹ

Thalassemia thể nhẹ

α-thalassemia thể nhẹ

Có thể được biểu hiện bằng việc mất hoặc đột biến hai gen α. Nếu Gen α khiếm khuyết nằm cùng trên một nhiễm sắc thể, gọi là dị hợp tử α0-thalassemia; nếu gen α khiếm khuyết nằm trên các nhiễm sắc thể khác nhau, được gọi là α + đồng hợp tử. Bệnh nhân không có triệu chứng, tế bào hồng cầu có thay đổi nhẹ về hình thái.

β-thalassemia thể nhẹ

Trạng thái dị hợp tử của bệnh β0 hoặc β+ thalassemia chủ yếu là do đột biến điểm hoặc mất gen β-globin. Sự tổng hợp chuỗi β chỉ giảm nhẹ. Bệnh nhân không có triệu chứng hoặc thiếu máu nhẹ và là người mang gen không có triệu chứng. Căn bệnh này dễ bị bỏ qua và thường được phát hiện khi các thành viên khác trong gia đình đi khám sau khi một bệnh nhân nặng được chẩn đoán.

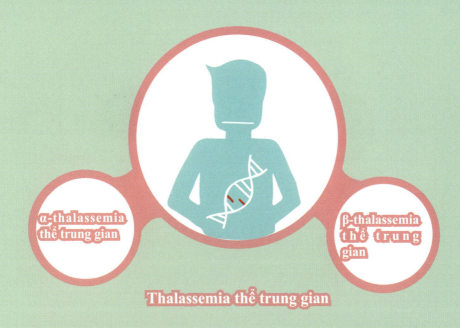

Thalassemia thể trung gian

α-thalassemia thể trung gian

α-Thalassemia thể trung gian hay còn gọi là bệnh HbH, do mất hoặc khiếm khuyết 3 gen alpha gây ra, bệnh nhân chỉ tổng hợp được một lượng nhỏ chuỗi alpha, chuỗi beta dư thừa sẽ kết hợp lại để tạo thành HbH (β4). Hầu hết người bệnh loại này thường bị thiếu máu ở mức độ vừa phải, một số ít có các triệu chứng nhẹ, không cần truyền máu và có thể sống bình thường. Tuy nhiên, một số ít có triệu chứng nghiêm trọng và dần dần bị thiếu máu, mệt mỏi, gan lách to và vàng da nhẹ khi lớn. Điều đáng chú ý là tình trạng thiếu máu có thể trầm trọng hơn do một số yếu tố, chẳng hạn như nhiễm trùng.

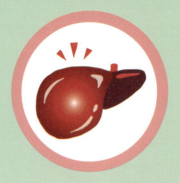
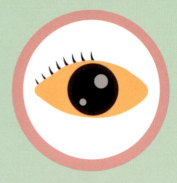

β-thalassemia thể trung gian

là thể kết hợp của β$^+$thalassemia, biểu hiện lâm sàng từ thể nhẹ đến thể nặng, thiếu máu mức độ vừa, lách to nhẹ hoặc trung bình, có thể bị vàng da hoặc không, xương thay đổi nhẹ.

Lời khuyên

HbE là một trong những loại huyết sắc tố bất thường phổ biến nhất, đặc biệt là ở Trung Quốc và các nước Đông Nam Á. Người mang một gen HbE là người mang gen bệnh không có triệu chứng, nhưng họ sẽ truyền gen này cho con cái, ngay cả những người mang hai gen HbE cũng có thể chỉ có triệu chứng thiếu máu nhẹ. Tuy nhiên, nếu kết hợp với beta-thalassemia khác, bệnh có thể biểu hiện thành các triệu chứng lâm sàng nặng như các bệnh nhân mắc bệnh beta-thalassemia thể trung bình hoặc thể nặng.

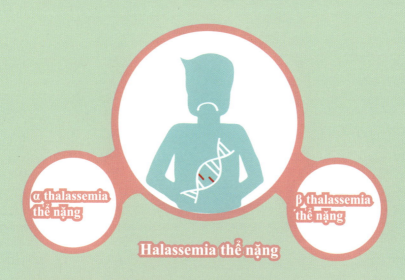

α thalassemia thể nặng

β thalassemia thể nặng

Halassemia thể nặng

α thalassemia thể nặng

hay còn gọi là thai phù Hb Bart's do mất cả 4 gen α gây ra, không có chuỗi α nào được sản xuất, nên chuỗi γ được tạo ra trong thời kỳ bào thai không thể kết hợp với chuỗi α để hình thành γ4. Hb Bart's có ái lực rất cao với oxy, kết hợp với oxy gây ra hội chứng phù thai, thai nhi bị thiếu máu nặng dẫn đến suy tim, vàng da, phù nề, gan lách to, cổ trướng, tràn dịch màng phổi, nhau thai to và mỏng, đa ối, sinh non hoặc thai chết lưu ở tuần thứ 30 đến 40 hoặc tử vong trong vòng nửa giờ sau khi sinh là phổ biến. Người mẹ bị ảnh hưởng có thể bị huyết áp cao, khó sinh và gặp các biến chứng như xuất huyết sau sinh…

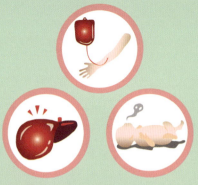

β thalassemia thể nặng

β thalassemia thể nặng hay còn gọi là thiếu máu Cooley, là một dạng đồng hợp tử của β thalassemia hoặc là loại hỗn hợp của $β^0$ và $β^+$ thalassemia. Do việc sản xuất chuỗi β bị ức chế hoàn toàn hoặc gần như hoàn toàn, nên sự tổng hợp chuỗi β chứa HbA bị giảm hoặc mất, chuỗi α dư thừa kết hợp với chuỗi γ tạo thành HbF ($α_2γ_2$), dẫn đến HbF tăng đáng kể. Do ái lực oxy của HbF cao, dẫn đến các mô của bệnh nhân bị thiếu oxy. Chuỗi α dư thừa sẽ lắng đọng trong các tế bào hồng cầu non và tế bào hồng cầu, tạo thành các thể vùi chuỗi α bám vào màng tế bào hồng cầu và làm chúng cứng lại, phần lớn bị phá hủy trong tủy xương, dẫn đến "tạo máu không hiệu quả". Mặc dù một số tế bào hồng cầu chứa thể vùi có thể trưởng thành và giải phóng vào máu ngoại vi nhưng chúng dễ dàng bị phá hủy khi đi qua vi tuần hoàn. Những thể vùi như vậy cũng ảnh hưởng đến tính thấm của màng tế bào hồng cầu, do đó làm giảm tuổi thọ của hồng cầu. Vì những lý do trên, biểu hiện lâm sàng của bệnh nhi là thiếu máu tán huyết mạn tính.

Lời khuyên

Bệnh nhi thalassemia thể nặng thường không có triệu chứng khi mới sinh và bắt đầu xuất hiện các triệu chứng từ 3 đến 12 tháng sau khi sinh. Tình trạng thiếu máu ngày càng trầm trọng, da nhợt nhạt, gan lách to, phát triển chậm, dễ gãy xương, vóc dáng thấp bé, mệt mỏi, suy nhược, thường kèm theo các triệu chứng vàng da nhẹ. Sau một thời gian dài mắc bệnh, có các biểu hiện sau: đầu to, trán dô, sống mũi xẹp, khoảng cách giữa hai mắt giãn rộng, tạo thành khuôn mặt đặc biệt của người bệnh thalassemia. Nói chung, tuổi khởi phát càng sớm thì tình trạng càng nặng, phải điều trị suốt đời, định kỳ truyền máu và điều trị loại bỏ sắt, chi phí rất tốn kém, nếu không điều trị hiệu quả bệnh nhân sẽ tử vong trước 5 tuổi.

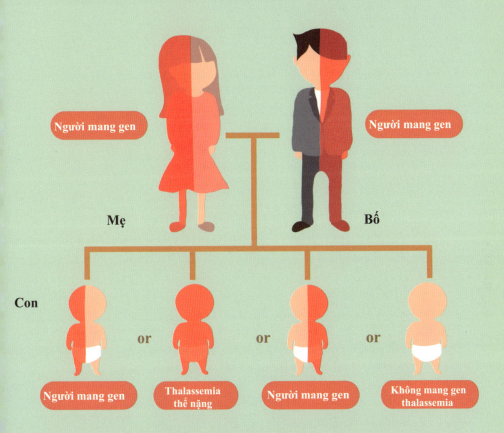

Người mang gen

Người mang gen

Mẹ

Bố

Con

Người mang gen or Thalassemia thể nặng or Người mang gen or Không mang gen thalassemia

Thalassemia là một bệnh di truyền lặn trên nhiễm sắc thể thường, được truyền sang con cái thông qua cha mẹ mang gen bệnh thalassemia; bệnh không truyền trực tiếp từ trẻ bị bệnh sang trẻ bình thường.

Giả thuyết 1: Nếu cả hai vợ chồng đều không mang gen thalassemia.

Kết luận: Con của họ sẽ không mang gen thalassemia.

Giả thuyết 2: Nếu chỉ có một trong hai vợ chồng mang gen bệnh thalassemia (chẳng hạn như bệnh α0 thalassemia thể nhẹ).

Kết luận: 50% con của họ không mang gen, 50% con của họ mang gen (α-thalassemia thể nhẹ) và sẽ không sinh ra con mắc thalassemia thể trung bình/nặng.

Giả thuyết 3: Nếu cả hai vợ chồng đều mang cùng một loại gen bệnh thalassemia (ví dụ cả hai đều mang gen β-thalassemia).

Kết luận: Con của họ có 1/4 khả năng thừa hưởng gen thalassemia từ bố mẹ, dẫn đến bị thalassemia thể trung bình/ nặng; có 1/2 khả năng thừa hưởng 1 gen bình thường và 1 gen thalassemia và sẽ trở thành người mang gen bệnh giống cha mẹ; có 1/4 khả năng thừa hưởng gen bình thường từ cha mẹ, nghĩa là hoàn toàn bình thường và không phải người mang gen bệnh.

Các bệnh thiếu máu phổ biến khác

Hầu hết các bệnh thiếu máu thường gặp khác là thiếu máu do dinh dưỡng, chẳng hạn như thiếu máu do thiếu sắt. Thiếu máu do thiếu sắt là loại thiếu máu tương đối phổ biến, do mất cân bằng giữa lượng cung - cầu sắt của cơ thể gây nên, dẫn đến lượng sắt dự trữ trong cơ thể cạn kiệt, kéo theo đó là tình trạng thiếu sắt trong tế bào hồng cầu.

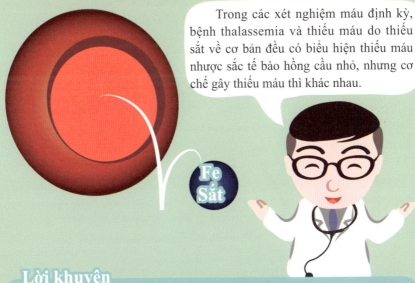

Trong các xét nghiệm máu định kỳ, bệnh thalassemia và thiếu máu do thiếu sắt về cơ bản đều có biểu hiện thiếu máu nhược sắc tế bào hồng cầu nhỏ, nhưng cơ chế gây thiếu máu thì khác nhau.

Fe
Sắt

Lời khuyên

Các nước đang phát triển và kém phát triển về kinh tế có tỷ lệ thiếu máu do thiếu sắt tương đối cao. Trẻ sơ sinh, trẻ nhỏ và phụ nữ trong độ tuổi sinh đẻ là những nhóm người có nguy cơ mắc bệnh cao. Thiếu máu do thiếu sắt chủ yếu liên quan đến các yếu tố sau: trẻ sơ sinh và trẻ nhỏ không được bổ sung đủ dinh dưỡng, kén ăn ở thanh thiếu niên, lượng kinh nguyệt quá nhiều ở phụ nữ, mang thai nhiều lần, phụ nữ cho con bú và một số yếu tố bệnh lý (như cắt một phần dạ dày, mất máu mãn tính, tiêu chảy mãn tính, viêm teo dạ dày và nhiễm giun móc.v.v.)

Bệnh thalassemia

Bệnh thalassemia là bệnh di truyền đơn gen do khiếm khuyết gen globin, gây thiếu hụt hoặc trở ngại quá trình tổng hợp chuỗi peptide globin trong huyết sắc tố, dẫn đến thay đổi thành phần huyết sắc tố, rút ngắn tuổi thọ của tế bào hồng cầu, gây ra các triệu chứng thiếu máu.

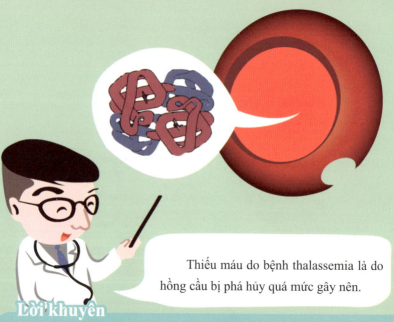

Thiếu máu do bệnh thalassemia là do hồng cầu bị phá hủy quá mức gây nên.

Lời khuyên

Nếu khám sức khỏe phát hiện bị thiếu máu nhẹ, bà bầu cần thận trọng trong việc bổ sung sắt. Trước tiên cần xác định đó là thiếu máu do thiếu sắt hay do bệnh thalassemia. Thiếu máu do thalassemia là do hồng cầu bị phá hủy quá mức, lúc này hồng cầu giải phóng sắt tăng lên, hoàn toàn không bị thiếu sắt, ngược lại một số bệnh nhân thalassemia thể nặng lại bị dư thừa sắt, dẫn đến nhiễm độc sắt, gây thay đổi chức năng gan và thận. Vì vậy, khi xác định thiếu máu do bệnh thalassemia, thì cần phải thận trọng nếu muốn bổ sung sắt.

No. 12 Bệnh thalassemia có đáng sợ

Trên thực tế, nếu chỉ mang gen bệnh thalassemia không có gì đáng sợ, vì người mang gen bệnh có thể không có triệu chứng lâm sàng hoặc có triệu chứng nhẹ. Điều cần cảnh giác là khi cả hai vợ chồng đều mang gen bệnh α-thalassemia / β-thalassemia giống nhau và truyền gen bệnh thalassemia cho con cái, thì trẻ sinh ra sẽ có khả năng mắc bệnh thalassemia thể trung gian hoặc thể nặng.

Trẻ mắc α-thalassemia thể nặng thường chết lưu vào cuối thai kỳ hoặc tử vong trong nửa giờ sau khi sinh. Một số trẻ mắc bệnh α-thalassemia, β-thalassemia thể trung gian và β-thalassemia thể nặng cần được truyền máu định kỳ, điều trị loại bỏ sắt, ghép tủy hoặc cấy ghép tế bào gốc.Thalassemia thể trung gian và thể nặng sẽ mang lại gánh nặng vô cùng lớn về tinh thần và kinh tế cho gia đình và xã hội.

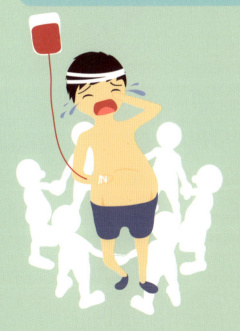

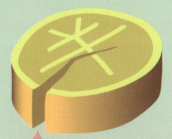

Vì vậy chúng ta cần quan tâm nhiều hơn nữa đối với các bệnh nhân mắc bệnh thalassemia thể trung gian và thể nặng.

79

No.13 Hỏi đáp về trẻ em mắc bệnh thalassemia thể năng

Hỏi: Người mắc bệnh α-thalassemia thể nhẹ và β-thalassemia thể nhẹ có thể kết hôn và sinh con không?

Đáp: Vợ chồng mắc bệnh α-thalassemia thể nhẹ và β-thalassemia thể nhẹ có thể sinh con. Theo quy luật di truyền của bệnh thalassemia, con của họ có 25% khả năng bình thường, 25% khả năng mắc thalassemia thể nhẹ và 25% khả năng mắc bệnh thalassemia phức hợp α β, loại thalassemia phức hợp này cũng là người mang gen bệnh. Các biểu hiện lâm sàng hầu hết đều giống hoặc thậm chí nhẹ hơn bệnh thalassemia thể nhẹ, không gây ảnh hưởng đến sự tăng trưởng và phát triển của trẻ.

Hỏi: Một người họ hàng sinh ra 2 bé trai đều mắc bệnh thalassemia thể nặng, có phải bệnh thalassemia chỉ lây cho con trai không?

Đáp: Thalassemia là bệnh di truyền lặn trên nhiễm sắc thể thường, không liên quan đến giới tính, con trai và con gái đều có khả năng mắc bệnh như nhau.

Hỏi: Máu cuống rốn có tự chữa được bệnh thalassemia không?

Đáp: Hiện nay, máu cuống rốn chủ yếu được sử dụng để điều trị bệnh thalassemia, thiếu máu do trở ngại trong quá trình tái sản xuất máu và bệnh bạch cầu. Tuy nhiên, máu cuống rốn của bệnh nhân thalassemia cũng chứa gen bệnh nên không thể tự chữa khỏi bệnh bằng cấy ghép máu cuống rốn của chính mình, nhưng có thể được điều trị bằng cách ghép máu cuống rốn của trẻ bình thường khác.

Hỏi: Có phải 1/4 khả năng mắc bệnh thalassemia thể nặng có nghĩa là 4 lần mang thai sẽ chắc chắn sinh ra 1 trẻ mắc thalassemia thể nặng?

Đáp: Câu trả lời là "không nhất định", chúng ta cần hiểu xác suất 1/4 tức là mỗi lần mang thai đều có 1/4 khả năng thụ thai là thai nhi mắc bệnh thalassemia thể nặng, chứ không phải trong 4 lần mang thai sẽ có 1 thai bị bệnh thalassemia thể nặng.

Hỏi: Bà bầu đã 3 lần mang thai bị bệnh thalassemia thể nặng có hy vọng sinh con bình thường được không?

Đáp: Tất nhiên là có cơ hội. Nếu cả hai vợ chồng đều mắc bệnh thalassemia thể nhẹ thì mỗi lần mang thai chỉ có 1/4 khả năng trẻ sinh ra mắc thalassemia thể nặng và 3/4 khả năng có thể sinh con mắc thalassemia thể nhẹ hoặc hoàn toàn bình thường. Điều quan trọng là sau khi mang thai cần được tư vấn di truyền và chẩn đoán trước sinh.

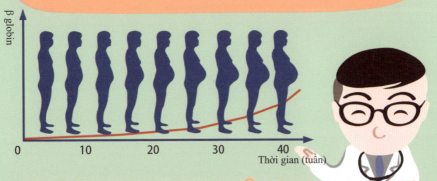

Hỏi: Siêu âm khi mang thai có thể phát hiện được thai nhi bị bệnh β-thalassemia thể nặng không?

Đáp: Gen β-globin chỉ bắt đầu biểu hiện từ tuần thứ 10 của thai kỳ và vẫn ở mức độ biểu hiện thấp cho đến khi thai nhi đủ tháng, chưa đủ để ảnh hưởng đến khả năng vận chuyển oxy của huyết sắc tố bình thường của thai nhi nên không gây thiếu máu thai nhi khi mẹ bầu mang thai, không gây phù thai, siêu âm có thể sẽ không phát hiện được. β-thalassemia thể nặng chỉ có thể dựa vào kiểm tra của gen mới được chẩn đoán chính xác.

81

CHƯƠNG II

CÁCH PHÒNG NGỪA VÀ ĐIỀU TRỊ BỆNH THALASSEMIA

No.1 Xét nghiệm sàng lọc sơ bộ bệnh thalassemia là gì

Làm thế nào để biết bạn có mang gen thalassemia hay không?

Lấy máu

xét nghiệm sàng lọc sơ bộ bệnh thalassemia

Để biết bạn có mang gen thalassemia hay không, hay gen bệnh thalassemia bạn mang là thể nhẹ hay thể tĩnh, bạn chỉ cần lấy một lượng mẫu máu nhỏ để xét nghiệm, quá trình này rất đơn giản.

Tính số tế bào máu toàn phần (xét nghiệm máu thông thường)

Phân tích điện di huyết sắc tố

chờ kết quả xét nghiệm

Xét nghiệm sàng lọc ban đầu bệnh thalassemia bao gồm xét nghiệm máu toàn phần (tức xét nghiệm máu thông thường) và phân tích điện di huyết sắc tố. Khám sức khỏe tiền hôn nhân hoặc khám sức khoẻ sinh sản trước khi mang thai sẽ gồm các mục này, chính quyền Khu tự trị dân tộc Choang Quảng Tây cung cấp dịch vụ xét nghiệm miễn phí.

Các cặp vợ chồng có kết quả sàng lọc sơ bộ dương tính cần đến Bệnh viện Sức khỏe Bà mẹ và Trẻ em hoặc bệnh viện đa khoa đủ tiêu chuẩn để lấy lượng máu nhỏ phân tích chẩn đoán gen bệnh thalassemia. Các mẫu máu này được gửi đến phòng thí nghiệm để các bác sĩ có chuyên môn tiến hành xét nghiệm, thường sẽ cho kết quả liệu có nguy cơ cao mang gen bệnh hay không.

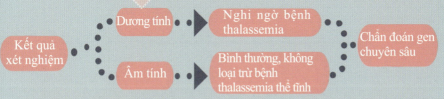

Preliminary screening for thalassemia report *positive*

Item	Result	Unit	Reference value
MCV	69	fl	82~100
MCH	21	pg	27~33
Hb A$_2$	5	%	2.5~3.5
Hb F	5	%	<2

Preliminary screening for thalassemia report *negative*

Item	Result	Unit	Reference value
MCV	90	fl	82~100
MCH	31	pg	27~33
Hb A$_2$	3	%	2.5~3.5
Hb F	1	%	<2

Xét nghiệm sàng lọc ban đầu bệnh thalassemia

Xét nghiệm máu thông thường
Thể tích hồng cầu trung bình (MCV) <82fl và/hoặc huyết sắc tố trung bình trong hồng cầu (MCH) <27pg

Phân tích huyết sắc tố
Hemoglobin A$_2$ (HbA$_2$) <2,5% hoặc >3,5%; hoặc huyết sắc tố F (HbF) >3,02% (HbF khi mang thai>5,0% hoặc xuất hiện huyết sắc tố bất thường)

Kết quả xét nghiệm

Dương tính ▶ Nghi ngờ bệnh thalassemia

Âm tính ▶ Bình thường, không loại trừ bệnh thalassemia thể tĩnh

Chẩn đoán gen chuyên sâu

Lời khuyên
Do các tổn thương gen di truyền của α-thalassemia tương đối phức tạp, nên vợ/chồng của bệnh nhân mắc bệnh α-thalassemia thể nhẹ cần thực hiện phân tích gen di truyền để dự đoán thế hệ tiếp theo có bao nhiêu % khả năng mắc bệnh thalassemia thể trung gian hoặc thể nặng.

Các cặp vợ chồng có các tình trạng sau đây cần được chẩn đoán trước sinh vì họ có thể sinh con bình thường, sinh con mang gen bệnh thalassemia hoặc con có triệu chứng thiếu máu.

Nam giới ♂   Nữ giới ♀

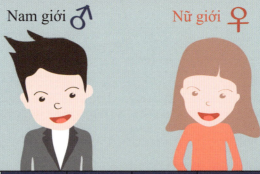

Nam giới ♂ / Nữ giới ♀	α - thalassemia thể tĩnh	α - thalassemia thể nhẹ	β-thalassemia thể nhẹ	α - thalassemia thể trung gian	Hemoglobin E bất thường
α - thalassemia thể tĩnh	–	△ ①	–	△	–
α - thalassemia thể nhẹ	△ ②	△ ③	–	△	–
β-thalassemia thể nhẹ	–	–	△	–	△
α - thalassemia thể trung gian	△	△	–	△	–
Hemoglobin E bất thường	–	–	△	–	–

△: Cần chẩn đoán trước sinh   –: Không cần chẩn đoán trước sinh

①、②: Một người mang gen α-thalassemia thể nhẹ, một người mang gen α-thalassemia thể tĩnh.

③: Cả hai vợ chồng đều mang gen bệnh thalassemia thể nhẹ

Kỹ thuật chẩn đoán trước sinh

Những cặp vợ chồng thuộc các trường hợp nêu trên thai nhi phải được chẩn đoán trước sinh, dưới đây là một số phương pháp phổ biến.

Thủ thuật chọc ối	
Minh họa kỹ thuật	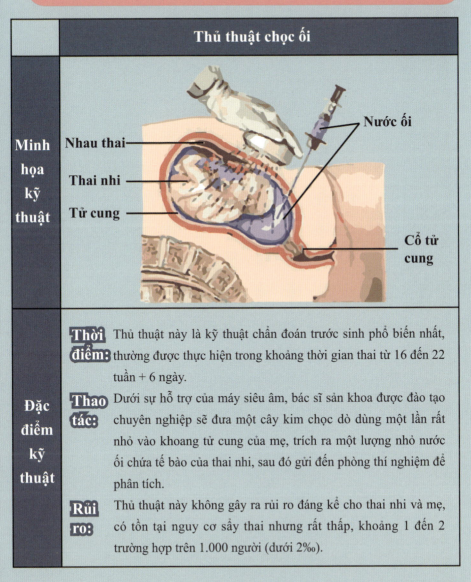
Đặc điểm kỹ thuật	**Thời điểm:** Thủ thuật này là kỹ thuật chẩn đoán trước sinh phổ biến nhất, thường được thực hiện trong khoảng thời gian thai từ 16 đến 22 tuần + 6 ngày.
	Thao tác: Dưới sự hỗ trợ của máy siêu âm, bác sĩ sản khoa được đào tạo chuyên nghiệp sẽ đưa một cây kim chọc dò dùng một lần rất nhỏ vào khoang tử cung của mẹ, trích ra một lượng nhỏ nước ối chứa tế bào của thai nhi, sau đó gửi đến phòng thí nghiệm để phân tích.
	Rủi ro: Thủ thuật này không gây ra rủi ro đáng kể cho thai nhi và mẹ, có tồn tại nguy cơ sẩy thai nhưng rất thấp, khoảng 1 đến 2 trường hợp trên 1.000 người (dưới 2‰).

Nước ối

Nhau thai

Thai nhi

Tử cung

Cổ tử cung

	Sinh thiết nhung mao màng đệm
Minh họa kỹ thuật	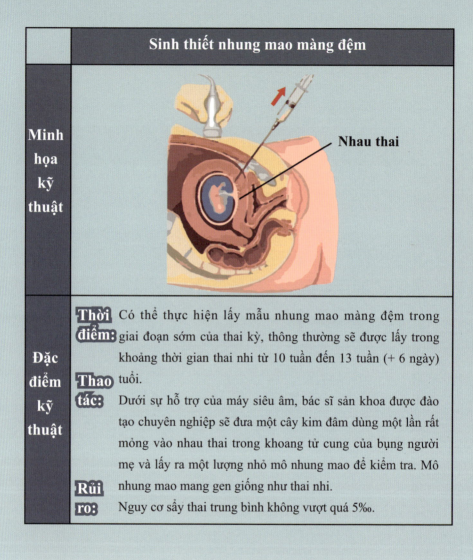 **Nhau thai**
Đặc điểm kỹ thuật	**Thời điểm:** Có thể thực hiện lấy mẫu nhung mao màng đệm trong giai đoạn sớm của thai kỳ, thông thường sẽ được lấy trong khoảng thời gian thai nhi từ 10 tuần đến 13 tuần (+ 6 ngày) tuổi. **Thao tác:** Dưới sự hỗ trợ của máy siêu âm, bác sĩ sản khoa được đào tạo chuyên nghiệp sẽ đưa một cây kim đâm dùng một lần rất mỏng vào nhau thai trong khoang tử cung của bụng người mẹ và lấy ra một lượng nhỏ mô nhung mao để kiểm tra. Mô nhung mao mang gen giống như thai nhi. **Rủi ro:** Nguy cơ sẩy thai trung bình không vượt quá 5‰.

Lời khuyên

Chúng tôi ủng hộ việc sử dụng sinh thiết nhung mao màng đệm để chẩn đoán sớm bệnh thalassemia thể nặng của thai nhi, để có thể thực hiện các can thiệp sớm.

	Chọc lấy máu tĩnh mạch rốn
Minh họa kỹ thuật	**Thăm dò qua siêu âm** 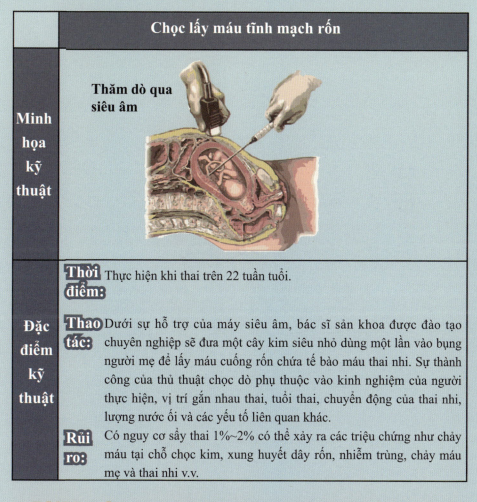
Đặc điểm kỹ thuật	**Thời điểm:** Thực hiện khi thai trên 22 tuần tuổi. **Thao tác:** Dưới sự hỗ trợ của máy siêu âm, bác sĩ sản khoa được đào tạo chuyên nghiệp sẽ đưa một cây kim siêu nhỏ dùng một lần vào bụng người mẹ để lấy máu cuống rốn chứa tế bào máu thai nhi. Sự thành công của thủ thuật chọc dò phụ thuộc vào kinh nghiệm của người thực hiện, vị trí gắn nhau thai, tuổi thai, chuyển động của thai nhi, lượng nước ối và các yếu tố liên quan khác. **Rủi ro:** Có nguy cơ sẩy thai 1%~2% có thể xảy ra các triệu chứng như chảy máu tại chỗ chọc kim, xung huyết dây rốn, nhiễm trùng, chảy máu mẹ và thai nhi v.v.

Lời khuyên

Phụ nữ mang thai có nhu cầu có thể lựa chọn một trong những kỹ thuật chẩn đoán trước sinh nói trên, hạn chế chính của các kỹ thuật này là chỉ có thể thực hiện ở tuổi thai thích hợp. Trước khi thực hiện các thủ thuật trên, bác sĩ chẩn đoán trước sinh sẽ tiến hành các bước kiểm tra cho sản phụ như siêu âm, truyền máu... sẽ mất từ 1 đến 2 ngày để nắm rõ được tình trạng của sản phụ và thai nhi, bác sĩ cũng sẽ giải thích chi tiết về thủ thuật và các rủi ro có thể sẽ gặp phải.

89

Tế bào của thai nhi sau khi được thu thập bằng phương pháp trên sẽ được gửi ngay đến phòng thí nghiệm để xử lý, xét nghiệm gen, đồng thời tiến hành xét nghiệm gen bệnh thalassemia của bố mẹ. Đây là phương pháp xét nghiệm bệnh di truyền chính xác nhất. Tuy nhiên, vẫn có khả năng xảy ra sai sót như các phương pháp xét nghiệm khác .

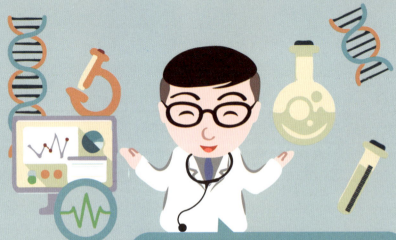

Trường hợp xét nghiệm phát hiện thai nhi mắc bệnh α-thalassemia thể nặng, HbH thể nặng, β-thalassemia thể nặng và thể trung gian có thể thực hiện đình chỉ thai sớm.

Lời khuyên

Phương pháp chẩn đoán trước sinh và đình chỉ thai có thể không được tất cả các cặp vợ chồng chấp nhận. Các nhà khoa học đang nỗ lực nghiên cứu, tìm biện pháp nhằm ngăn ngừa việc sinh ra trẻ mắc α-thalassemia thể nặng, HbH thể nặng, β-thalassemia thể nặng và thể trung gian. Hiện nay có thể sử dụng kỹ thuật chẩn đoán tiền cấy phôi để chọn lọc ra phôi không mắc bệnh thalassemia trước khi cấy vào tử cung người mẹ.

No. 3 Chẩn đoán tiền cấy phôi là gì

Chẩn đoán tiền cấy phôi còn được gọi là chẩn đoán di truyền tiền cấy phôi(PGD). Thông qua sử dụng kỹ thuật thụ tinh trong ống nghiệm, lấy tế bào từ phôi trong giai đoạn rất sớm để phân tích gen, sau đó đưa phôi khỏe mạnh vào tử cung để phát triển thành thai nhi.

Phương pháp này có thể chọn lọc ra phôi không mắc bệnh thalassemia, các cặp vợ chồng không muốn bỏ thai có thể chọn phương pháp này.

Nhược điểm

Giá thành cao, ngoài ra có thể phải thực hiện nhiều lần mới thành công.

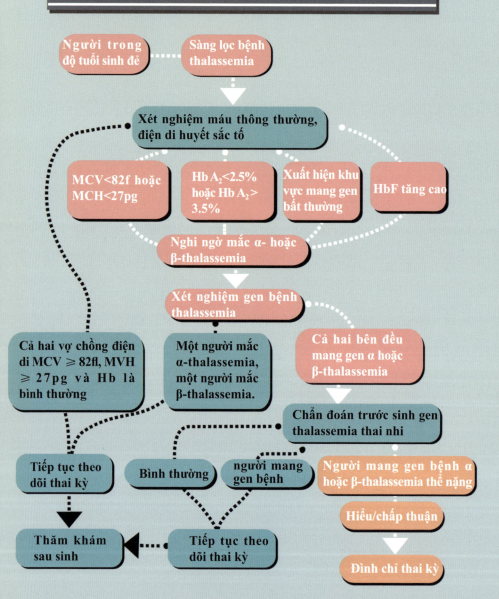

No.4 Quy trình sàng lọc và chẩn đoán Thalassemia ở Quảng Tây

Người trong độ tuổi sinh đẻ

Sàng lọc bệnh thalassemia

Xét nghiệm máu thông thường, điện di huyết sắc tố

MCV<82f hoặc MCH<27pg

Hb A₂<2.5% hoặc Hb A₂> 3.5%

Xuất hiện khu vực mang gen bất thường

HbF tăng cao

Nghi ngờ mắc α- hoặc β-thalassemia

Xét nghiệm gen bệnh thalassemia

Cả hai vợ chồng điện di MCV ≥ 82fl, MVH ≥ 27pg và Hb là bình thường

Một người mắc α-thalassemia, một người mắc β-thalassemia.

Cả hai bên đều mang gen α hoặc β-thalassemia

Chẩn đoán trước sinh gen thalassemia thai nhi

Tiếp tục theo dõi thai kỳ

Bình thường

người mang gen bệnh

Người mang gen bệnh α hoặc β-thalassemia thể nặng

Hiểu/chấp thuận

Thăm khám sau sinh

Tiếp tục theo dõi thai kỳ

Đình chỉ thai kỳ

No. 5 Điều trị cho người bệnh thalassemia thể nặng như thế nào

Bước 1   Truyền máu (phương pháp cơ bản nhất)

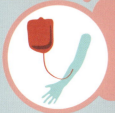

Truyền máu là phương pháp điều trị triệu chứng, là phương pháp được thực hiện khi bị thiếu máu, truyền máu khoảng 4 tuần một lần.

Bước 2   Loại bỏ lượng sắt dư thừa ra khỏi cơ thể

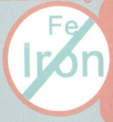

tế bào hồng cầu được truyền sẽ liên tục giải phóng sắt. Quá nhiều sắt trong cơ thể có thể gây tổn thương cho các cơ quan quan trọng như tim, gan, tuyến nội tiết, v.v. Sắt có thể được loại bỏ bằng một số loại thuốc đặc biệt.

Chất loại bỏ sắt
Có thể đào thải sắt qua phân và nước tiểu.

Deferoxamine

Deferipron

Dùng hàng tối, được tiêm liên tục dưới da thông qua bơm tiêm tĩnh mạch trong 12 giờ hoặc dùng đường uống.

Hiện nay, các loại thuốc này đắt đỏ và phức tạp, nhưng được chứng minh là điều trị hiệu quả.

93

Các phương pháp có thể chữa khỏi β-thalassemia thể nặng

Tỷ lệ thành công của các phương pháp này phụ thuộc vào sự phù hợp của kháng nguyên bạch cầu ở người (HLA) , kinh nghiệm và trình độ kỹ thuật của trung tâm cấy ghép…, chi phí điều trị vô cùng tốn kém.

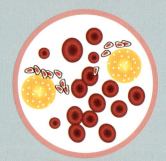

Ghép tế bào gốc tạo máu

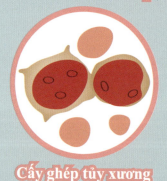

Cấy ghép tủy xương

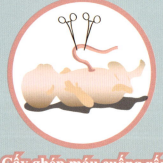

Cấy ghép máu cuống rốn

Lời khuyên

Trẻ bị bệnh β-thalassemia thể nặng không thể chỉ điều trị bằng truyền máu mà cần kết hợp truyền máu với thải sắt mới có thể mang lại hiệu quả.

CHƯƠNG III

CHÍNH SÁCH HỖ TRỢ PHÒNG CHỐNG
BỆNH THALASSEMIA

Mạng lưới kỹ thuật phòng ngừa và kiểm soát bệnh thalassemia ba cấp

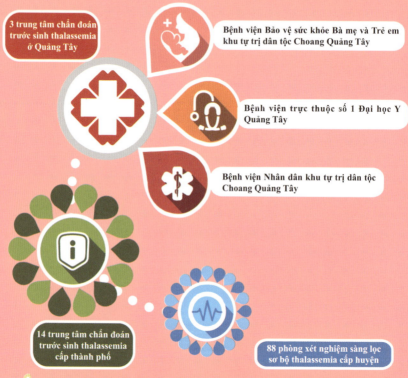

3 trung tâm chẩn đoán trước sinh thalassemia ở Quảng Tây

Bệnh viện Bảo vệ sức khỏe Bà mẹ và Trẻ em khu tự trị dân tộc Choang Quảng Tây

Bệnh viện trực thuộc số 1 Đại học Y Quảng Tây

Bệnh viện Nhân dân khu tự trị dân tộc Choang Quảng Tây

14 trung tâm chẩn đoán trước sinh thalassemia cấp thành phố

88 phòng xét nghiệm sàng lọc sơ bộ thalassemia cấp huyện

Nhắc nhở

Các cặp vợ chồng mới cưới cần thực hiện khám sức khỏe tiền hôn nhân khi đăng ký kết hôn; các cặp vợ chồng dự định có thai nên chủ động khám sức khỏe sinh sản trước khi mang thai; các cặp vợ chồng đang mang thai nên chủ động khám thai và khám tiền sản tại các cơ sở y tế. Nếu xét nghiệm dương tính với thalassemia, sau khi đã chấp thuận, hãy phối hợp tốt với bác sĩ để tiến hành chẩn đoán gen và chẩn đoán trước sinh về thalassemia, để ngăn ngừa sinh ra trẻ mắc thalassemia thể nặng, xây dựng cuộc sống gia đình ấm êm hạnh phúc

No.2 Cách nhận biết nhanh bệnh thalassemia

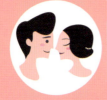

Kênh 1

Nền tảng dịch vụ tổng hợp hôn nhân và sinh sản cung cấp dịch vụ khám tiền hôn nhân miễn phí, tuyên truyền, giáo dục tại chỗ và cung cấp tài liệu miễn phí

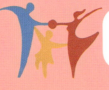

Kênh 2

Giáo dục, tuyên truyền của cơ quan y tế, chăm sóc sức khỏe

Kênh 3

Các hoạt động tuyên truyền qua Internet và truyền hình

Kênh 4

Định kỳ tổ chức tuyên truyền, giáo dục tại bệnh viện, trường học và cộng đồng

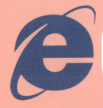

Kênh 5

Truy cập website bệnh viện hoặc đến trực tiếp phòng khám di truyền nâng cao chất lượng sức khoẻ sinh sản của bệnh viện để được tư vấn

No. 3 Chính sách hỗ trợ của Quảng Tây về phòng ngừa và kiểm soát bệnh thalassemia

Chính sách hỗ trợ của Nhà nước

Ủy ban Y tế - Sức khỏe Quốc gia đã thành lập các Trạm thí điểm phòng chống bệnh thalassemia ở 10 tỉnh (khu tự trị) có tỷ lệ mắc bệnh thalassemia cao gồm: Phúc Kiến, Giang Tây, Hồ Nam, Quảng Đông, Khu tự trị dân tộc Choang Quảng Tây, Hải Nam, thành phố Trùng Khánh, Tứ Xuyên, Quý Châu và Tỉnh Vân Nam. Thực hiện tư vấn, hướng dẫn về giáo dục sức khỏe, sàng lọc thalassemia, xét nghiệm gen bệnh thalassemia cho các cặp vợ chồng mới cưới hoặc có kế hoạch sinh con, và điều tra cho nhóm nguy cơ cao, chẩn đoán trước sinh, tư vấn di truyền và theo dõi suốt thai kỳ cho các cặp vợ chồng có nguy cơ cao… thuộc khu vực triển khai thí điểm.

Chính sách hỗ trợ của Quảng Tây

Quảng Tây là khu tự trị dân tộc thiểu số với người Choang là dân tộc chính, đồng thời cũng là tỉnh (khu tự trị) có dân số dân tộc thiểu số đông nhất cả nước. Toàn khu có 12 dân tộc gồm Choang, Hán, Dao, Mông, Đồng, Mơ Lao, Mao Nam, Hồi, Kinh, Di, Thủy và Cơ Lao cùng chung sống lâu đời. Quảng Tây cũng là một trong những địa phương có tỷ lệ mắc thalassemia cao ở Trung Quốc, trong 57 triệu người dân thì tỷ lệ dân số mang gen thalassemia cao tới hơn 20%. Năm 2010, chính quyền Khu tự trị dân tộc Choang Quảng Tây đã đi đầu cả nước trong việc triển khai *Kế hoạch phòng chống và kiểm soát thalassemia Quảng Tây*, thực hiện "Chiến lược toàn diện để phòng ngừa và kiểm soát thalassemia dựa trên mạng lưới y tế công cộng bà mẹ và trẻ em" và thực hiện sàng lọc gen thalassemia quy mô lớn cho các cặp vợ chồng mới cưới, các cặp vợ chồng đang mang thai một cách có hệ thống; sàng lọc và chẩn đoán trước sinh thalassemia cho các cặp vợ chồng có nguy cơ cao. Về chi phí xét nghiệm gen, chính quyền khu tự trị đã thành lập quỹ riêng để giảm chi phí cho người dân từ 70%~80%. Năm 2019, Quảng Tây đã triển khai kế hoạch phòng chống bệnh thalassemia lần thứ hai, đó là *Kế hoạch không sinh con mắc bệnh thalassemia thể nặng ở Quảng Tây*. Kết hợp quỹ dự án thí điểm phòng chống thalassemia quốc gia và quỹ tài chính đặc biệt của khu tự trị, cung cấp cho các cặp vợ chồng (hoặc một trong hai người) có hộ khẩu ở Quảng Tây 5 dịch vụ khám xét nghiệm miễn phí gồm: Miễn phí khám tầm soát bệnh thalassemia tiền hôn nhân, miễn phí phân tích và sàng lọc lại huyết sắc tố thalassemia, miễn phí chẩn đoán gen thalassemia, miễn phí chẩn đoán trước sinh thalassemia và can thiệp y tế miễn phí cho thai nhi bị bệnh thalassemia nặng.

Miễn phí sàng lọc sơ bộ bệnh Thalassemia tiền hôn nhân

Các cặp vợ chồng khám sức khỏe tiền hôn nhân và khám sức khỏe sinh sản trước khi mang thai tại Trung tâm Dịch tâm tổng hợp hôn nhân - sinh sản sẽ được khám sàng lọc miễn phí bệnh thalassemia.

Miễn phí sàng lọc, phân tích lại huyết sắc tố thalassemia

Các cặp vợ chồng khám sức khỏe tiền hôn nhân và khám sức khỏe sinh sản trước khi mang thai tại Trung tâm Dịch vụ tổng hợp hôn nhân - sinh sản sẽ được miễn phí sàng lọc, phân tích lại huyết sắc tố thalassemia.

Các cặp vợ chồng đến cơ sở hộ sinh để đăng ký khám thai, nếu xét nghiệm máu phát hiện một bên dương tính thalassemia, một bên là âm tính thalassemia thì được sàng lọc, phân tích lại huyết sắc tố thalassemia.

Miễn phí chẩn đoán gen bệnh thalassemia

Các cặp vợ chồng dương tính với thalassemia được miễn phí chẩn đoán gen thalassemia tại các cơ sở chẩn đoán trước sinh đủ tiêu chuẩn trong khu vực.

Nếu bệnh án cho thấy có thể xuất hiện đột biến bệnh thalassemia hiếm gặp hoặc không xác định được, thì được miễn phí xét nghiệm gen thalassemia hiếm gặp tại các cơ sở chẩn đoán trước sinh đủ tiêu chuẩn trong khu vực.

Miễn phí chẩn đoán trước sinh thalassemia

Nếu cả hai bên đều mang cùng một gen thalassemia và thai nhi của họ được bác sĩ lâm sàng đánh giá cần chẩn đoán bệnh Thalassemia trước sinh, thì được miễn phí chẩn đoán bệnh Thalassemia trước sinh cho thai nhi tại cơ sở chẩn đoán trước sinh đủ tiêu chuẩn ở Quảng Tây.

Miễn phí can thiệp y tế cho thai nhi mắc Thalassemia thể nặng

Nếu người phụ nữ tham gia bảo hiểm y tế cho người dân, qua chẩn đoán trước sinh xác định thai nhi có nguy cơ cao mắc bệnh thalassemia thể nặng. Sau khi được tư vấn di truyền, hướng dẫn nâng cao chất lượng chăm sóc sức khoẻ sinh sản, nếu đồng ý can thiệp y tế thì sẽ được miễn phí can thiệp y tế tại các cơ sở được chỉ định.

No.4 Nguyên tắc đạo đức trong tư vấn di truyền bệnh Thalassemia

Các nguyên tắc y đức cơ bản bao gồm: có lợi, vô hại, công bằng và tôn trọng, sự tôn trọng chủ yếu đề cập đến việc tôn trọng quyền tự chủ, quyền được biết, quyền riêng tư và quyền bảo mật của bệnh nhân và gia đình họ.

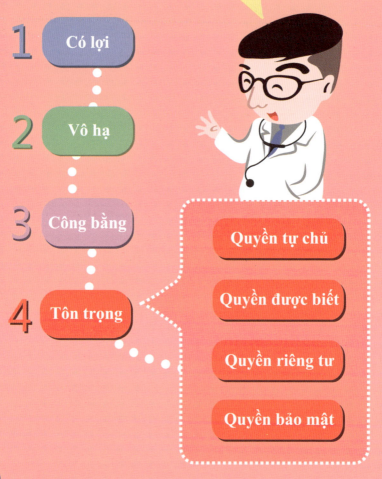

1 Có lợi

2 Vô hạ

3 Công bằng

4 Tôn trọng

Quyền tự chủ

Quyền được biết

Quyền riêng tư

Quyền bảo mật

CHƯƠNG IV

NHỮNG ĐIỀU CẦN BIẾT KHI MANG THAI
ĐỐI VỚI BỆNH NHÂN THALASSEMIA

Phương pháp tầm soát thalassemia

Phương pháp tầm soát thalassemia hiện nay ở Quảng Tây là sàng lọc thalassemia cho các cặp vợ chồng thông qua khám tiền hôn nhân. Nếu một hoặc cả hai bên được phát hiện kết quả dương tính, sẽ được tư vấn thực hiện chẩn đoán gen thalassemia. Người lớn được chẩn đoán mắc thalassemia hầu hết là những người mang gen thalassemia và thuộc thalassemia thể nhẹ, không có biểu hiện lâm sàng rõ ràng hoặc thiếu máu nhẹ.

Hàm lượng huyết sắc tố 61~89g/L. Hàm lượng huyết sắc tố càng thấp thì sức đề kháng của cơ thể càng kém.

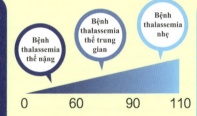

Bệnh thalassemia thể nặng

Bệnh thalassemia thể trung gian

Bệnh thalassemia nhẹ

0   60   90   110

Hàm lượng huyết sắc tố (g/L)

Hàm lượng huyết sắc tố từ 90~109g/L, ít ảnh hưởng đến sức khỏe của người lớn.

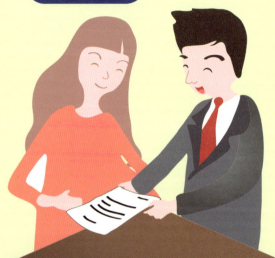

Lời khuyên

Bệnh thalassemia ở một số người trưởng thành là bệnh HbH, thuộc bệnh thalassemia thể trung gian, các triệu chứng từ nhẹ đến nặng, nghĩa là có thể có thiếu máu mức nhẹ hoặc trung bình.

No. 2 Phải làm gì nếu con bạn bị chẩn đoán mắc thalassemia

Nếu bố mẹ chưa từng sàng lọc thalassemia, trẻ sàng lọc phát hiện dương tính thalassemia, thì phải thực hiện chẩn đoán gen bệnh thalassemia để xác định xem gen bệnh thalassemia của trẻ là mang gen bệnh thể nhẹ, bệnh HbH (α-thalassemia thể trung gian) hay thalassemia thể nặng.

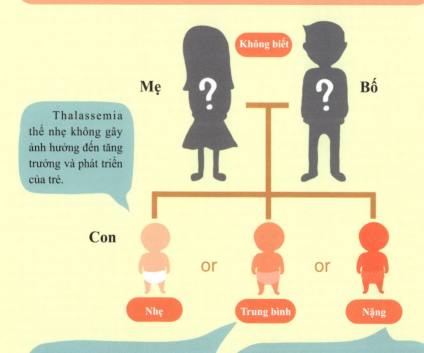

Không biết

Mẹ   Bố

Thalassemia thể nhẹ không gây ảnh hưởng đến tăng trưởng và phát triển của trẻ.

Con   or   or

Nhẹ   Trung bình   Nặng

Trẻ mắc bệnh HbH (α-thalassemia thể trung gian) có sức đề kháng tương đối kém, dễ mắc các bệnh như cảm lạnh, sốt, cha mẹ cần tăng cường chăm sóc và điều trị kịp thời.

Trẻ mắc thalassemia thể nặng, chủ yếu là β-thalassemia thể nặng, thường sẽ bị thiếu máu nặng sau 6 tháng tuổi, cần được truyền máu và điều trị loại bỏ sắt, thường là 1 đến 2 tháng một lần.

Biểu hiện lâm sàng của phụ nữ mắc thalassemia trong thời kỳ cho con bú

Biểu hiện lâm sàng của người mang gen thalassemia trong thời kỳ cho con bú không khác nhiều so với khi mang thai, nếu ban đầu bị thiếu máu mức độ nhẹ hoặc trung bình thì trong thời kỳ cho con bú sẽ vẫn bị thiếu máu.

Để duy trì số lượng và chất lượng sữa, giảm nhiễm trùng hậu sản, sản phụ cần chú ý nghỉ ngơi, tăng cường dinh dưỡng, nâng cao khả năng miễn dịch.

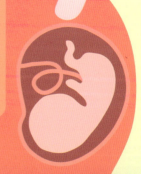

Tác hại của bệnh thiếu máu đối với bà bầu

Thiếu máu có thể dẫn đến suy giảm hệ thống miễn dịch của phụ nữ mang thai và giảm khả năng chịu đựng khi sinh nở, phẫu thuật và gây mê.

Thiếu máu mức độ nhẹ hoặc trung bình khiến phụ nữ mang thai dễ gặp nguy hiểm hơn trong quá trình mang thai và sinh nở.

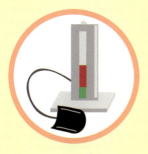
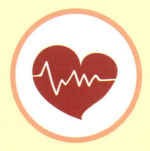

Thiếu máu nặng có thể gây thiếu oxy cơ tim dẫn đến bệnh thiếu máu đến tim; có thể dẫn đến thiếu oxy nhau thai, tăng huyết áp thai kỳ hoặc bệnh tim do huyết áp tăng khi mang thai. Thiếu máu nặng làm giảm khả năng chịu đựng khi mất máu và dễ bị sốc xuất huyết; thiếu máu sẽ làm giảm sức đề kháng của mẹ, dễ bị nhiễm trùng hậu sản.

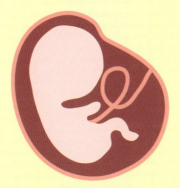
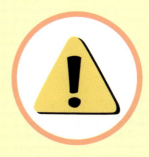

Tác hại của thiếu máu đối với thai nhi

Trong quá trình cạnh tranh giữa tủy xương của mẹ và thai nhi để hấp thu nguyên tố sắt trong huyết thanh của mẹ, mô của thai nhi sẽ chiếm ưu thế. Nếu thai phụ bị thiếu máu trầm trọng, chất dinh dưỡng cung cấp qua nhau thai không đáp ứng đủ nhu cầu tăng trưởng của thai nhi, dễ dẫn đến thai nhi chậm phát triển, suy thai, sinh non, thậm chí là chết lưu.

Thai phụ mắc α-thalassemia thể trung gian, tức là bệnh HbH, thường sẽ bị thiếu máu mức độ nhẹ hoặc trung bình và lượng huyết sắc tố sẽ trong khoảng 60~109g/L. Một số ít thai phụ mắc thalassemia thể trung gian có thể bị thiếu máu nặng, như kiểu gen thalassemia - $^{SEA}/\alpha^{CS}\alpha$, lượng hemoglobin dưới 60g/L. Thai phụ mắc thalassemia loại này bị thiếu máu từ khi còn nhỏ, cơ thể đã thích nghi với tình trạng thiếu máu nên một số trường hợp người bệnh sẽ không chủ động đi khám.

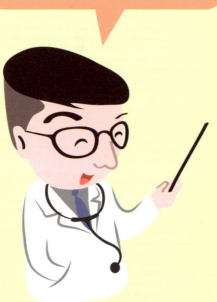

Các loại thalassemia ở phụ nữ mang thai	Hemoglobin (g/L)
Bệnh thalassemia thể nặng	⩽ 60
Bệnh thalassemia thể trung gian	61~89
Bệnh thalassemia nhẹ	90~109

Biểu hiện lâm sàng	Những điều cần chú ý
Có biểu hiện thiếu máu nặng	Buộc phải truyền máu
Các triệu chứng như da và môi nhợt nhạt, chóng mặt	(1) Thai phụ cần phải tăng cường bổ sung chất dinh dưỡng, thường xuyên kiểm tra máu và điều trị truyền máu khi cần thiết; (2) Cố gắng tránh làm tăng thêm mức độ thiếu máu và giảm thiểu ảnh hưởng của thiếu máu đến sự phát triển của thai nhi.
Không có triệu chứng rõ ràng	(1) Hầu như không có biểu hiện lâm sàng, không cần chú ý đặc biệt, giống như thai phụ bình thường, chủ yếu cần tăng cường dinh dưỡng. (2) Nếu thiếu máu nhẹ thì cần điều trị bằng thuốc và điều chỉnh chế độ ăn uống, kiểm tra máu thường xuyên để cố gắng giảm mức độ thiếu máu và giảm ảnh hưởng đến sự phát triển của thai nhi.

107

No. 5 Cách bổ sung sắt cho bệnh nhân thalassemia khi mang thai

Phụ nữ mang thai bị thalassemia có thể bổ sung sắt được không?

Bổ sung sắt cũng không ngoại lệ đối với thai phụ mắc thalassemia, mặc dù tình trạng thiếu máu tán huyết do thalassemia gây ra sẽ làm tăng lượng sắt hoặc ferritin huyết thanh, nhưng sẽ vẫn xảy ra tình trạng thiếu sắt. Nếu kiểm tra xác định thiếu sắt, cần phải bổ sung sắt theo hướng dẫn của bác sĩ.

Bổ sung sắt

Tỷ lệ hấp thu và sử dụng sắt trong cơ thể thai phụ chỉ từ 10%~40%, không đáp ứng được nhu cầu của thai kỳ bình thường, vì vậy hầu hết thai phụ sẽ có triệu chứng thiếu sắt khi mang thai và nên uống thuốc bổ sung sắt để điều trị.

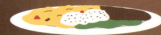

Thai phụ mắc thalassemia thể trung gian có được bổ sung sắt không?

Thai phụ mắc thalassemia thể trung gian, do hồng cầu trong cơ thể bị phá hủy khiến sắt được giải phóng khỏi các tế bào bị tổn thương dẫn đến lượng sắt tương đối dư thừa, kiểm tra các thai phụ mắc thalassemia thể trung gian phát hiện lượng ferritin hoặc ion sắt huyết thanh nhiều quá mức. Vì vậy, những người bệnh loại này cần phải thực hiện xét nghiệm ferritin huyết thanh và các xét nghiệm khác.

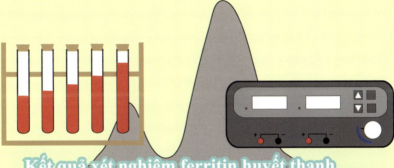

Kết quả xét nghiệm ferritin huyết thanh

(1) Nếu thấy không đủ thì có thể bổ sung sắt một cách hợp lý;

(2) Nếu phát hiện lượng sắt quá cao thì nên thận trọng khi bổ sung sắt hoặc không bổ sung sắt;

(3) Người bị thiếu máu trầm trọng cần được điều trị truyền máu.

Bổ sung sắt hàng ngày

Nhu cầu sắt của phụ nữ mang thai tăng cao trong thời gian mang thai, cần khoảng 650~750mg sắt. Sự sinh trưởng và phát triển của thai nhi cần 250~350mg, do đó nhu cầu sắt khi mang thai là khoảng 1000mg. Phụ nữ mang thai cần tối thiểu 4mg sắt mỗi ngày, chế độ ăn hàng ngày của cần chứa 10~15mg sắt.

Làm sao để giảm tình trạng thiếu máu của trẻ mắc thalassemia thể trung gian

Vì phần lớn người bệnh mắc thalassemia thể trung gian đều bị thiếu máu, nên cần có chế độ ăn uống khoa học, lành mạnh, ăn nhiều các loại thực phẩm như: rau, thịt, hoa quả, hạn chế đồ chiên rán, đồ ăn sống. Chế độ ăn cần đa dinh dưỡng, tránh kén ăn gây mất cân bằng dinh dưỡng làm tăng nguy cơ thiếu máu.

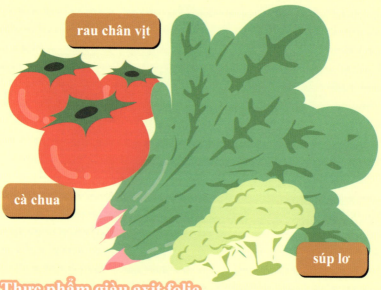

rau chân vịt

cà chua

súp lơ

Thực phẩm giàu axit folic

Hầu hết người mắc thalassemia thể trung gian bị thiếu máu do hồng cầu bị phá hủy, do đó, trừ khi bị thiếu máu do thiếu sắt, chế độ ăn uống chỉ có thể cải thiện một chút tình trạng thiếu máu, xét nghiệm không cần nhấn mạnh vào việc bổ sung sắt. Một số thực phẩm có chứa các chất dinh dưỡng như axit folic (rau chân vịt, cà chua, v.v.) có thể làm tăng nguyên liệu tạo máu, tăng lượng tiêu thụ thích hợp có thể cải thiện chứng thiếu máu.

110

Làm sao để cải thiện tình trạng thiếu máu ở người mắc thalassemia thể trung gian

Các bệnh như cảm lạnh, sốt hay mệt mỏi có thể dẫn đến tăng số lượng hồng cầu bị phá hủy và khiến tình trạng thiếu máu trầm trọng hơn, vì vậy, cần cố gắng duy trì chế độ nghỉ ngơi và ngủ đủ giấc, cải thiện khả năng miễn dịch của cơ thể thông qua tập thể dục, v.v., giảm thiểu các kích thích bất lợi như cảm cúm, giảm mức độ thiếu máu.

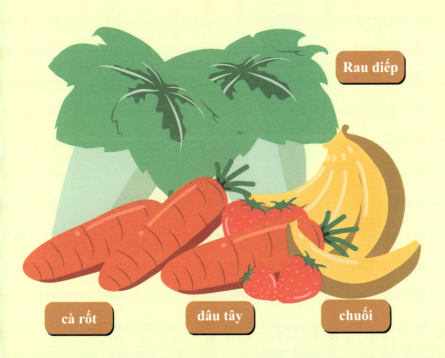

Rau diếp

cà rốt

dâu tây

chuối

Lời khuyên

Nếu bệnh nhân thalassemia thể trung gian thường bị thiếu máu ở mức độ trung bình trở lên thì nên đi khám sức khỏe định kỳ để biết mức độ thiếu máu và xem gan, lách có bị to ra hay không. Đối với những bệnh nhân thiếu máu nặng không thể cải thiện bằng truyền máu, cần xác định nguyên nhân và thực hiện cắt lách nếu cần thiết.

地贫科普
关爱从点滴做起。地贫患者如何做好日常护理？

对话医者
借鉴专业经验。地贫防治『广西模式』是什么？

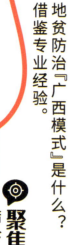

健康课堂
助力改善患者生命和生活质量，掌握实用知识。

聚焦前沿
查看最新进展。筛诊治并重科学防控，

守护地贫生命线
"码"上查阅健康指南